图解常见病家庭自我按摩

于天源◎主编

中国盲文出版社

图书在版编目（CIP）数据

图解常见病家庭自我按摩：（大字版）/ 于天源主编. —北京：中国盲文出版社，2017.9

ISBN 978-7-5002-7783-5

Ⅰ.①图… Ⅱ.①于… Ⅲ.①常见病—穴位按压疗法—图解 Ⅳ.①R244.1-64

中国版本图书馆 CIP 数据核字（2017）第 062578 号

图解常见病家庭自我按摩

主　　编：于天源
责任编辑：李国珍
出版发行：中国盲文出版社
社　　址：北京市西城区太平街甲 6 号
邮政编码：100050
印　　刷：北京新华印刷有限公司
经　　销：新华书店
开　　本：880×1230　1/32
字　　数：52 千字
印　　张：3.625
版　　次：2017 年 9 月第 1 版　2017 年 9 月第 1 次印刷
书　　号：ISBN 978-7-5002-7783-5/R・1067
定　　价：15.00 元
销售服务热线：（010）83190297　83190289　83190292

编 委 会

主　编　于天源

副主编　吴　凡　张　蓓

编　者　（以姓氏笔画为序）

于天源　王　磊　吴　凡

吴剑聪　张　蓓　杨家玥

周　嫱　梅旭晖　鲁梦倩

蔡　静　潘　璠

前言

自我按摩，是应用各种推拿手法在自己身体的一定部位或穴位上进行按摩，以达到预防或治疗疾病目的的一种按摩推拿方法。作为祖国传统中医学宝库中最具特色的一种医疗和保健方法，按摩推拿以其简单实用、易于操作、疗效显著、不良反应少等优点而备受人们的喜爱。

随着社会进步，许多疾病的发病率也呈逐年上升的趋势，现代快节奏的社会生活压缩了人们求医问药的时间，甚至对于已经发生的疾病，也往往因为各种原因而延误了治疗。自我按摩通过几个简单的穴位和按摩手法，帮助您足不出户，即可在家中为自己赢得健康。为此，笔者编写了《图解常见病家庭自我按摩》一书。

本书从日常生活中常见的急性病症、五官、肢体和脏腑病症等方面阐述了自我按摩常用的穴位和具体按摩方法，图文并茂、浅显易懂，让读者能够运用正确的方法进行自我按摩。同时在本书末附有穴位笔画索引，让您在随手翻阅之时，能够迅速地找到所需要的穴位。

由于时间仓促，水平有限，书中若有不足之处，敬请读者提出宝贵意见，以求进步。

于天源

2016 年 11 月 10 日

目录 CONTENTS

第一章　概述

中医作为伟大中华民族传承数千年的一块瑰宝，有着悠久的历史和丰富的内涵。而按摩疗法作为传统中医十分有效的一种治病防病的手段，千百年来一直受到广大医家和患者的青睐，并在临床上取得了显著的疗效。

按摩疗法以中医的经络学说为理论基础，用特定的按摩推拿手法作用于人体的经络和穴位，从而调节机体的生理功能，达到治病防病的目的。按照目的不同，按摩疗法可分为医疗按摩和保健按摩，而自我按摩属于保健按摩中的一种，是指应用各种推拿手法在自己身体的一定部位或穴位上进行按摩，以达到放松或防治疾病的目的。在详细认识自我按摩之前，我们先来简单地了解一些相关的中医基本概念。

◎经络学说

所谓经络学说，是研究人体经络系统的循行分布、生理功能、病理变化及其与脏腑间相互关系的学说。经络学说是我国古代医家和广大劳动人民在长期的医疗实践中不断认识、积累、总结而逐渐形成的。它与中医的诊断和治疗关系密切，是中医基础理论体系和中医临床医疗体系的重要组成部分。经络将人体全身内外、上下、前后、左右各部位联系成一个有机的整体，并通过其运行气血、协调阴阳的功能，使机体的生理状态得以保持相对的平衡。因此，经络可以“决死生，处百病，调虚实”。

当机体的生理平衡被破坏，则表现出一系列异常的症状，这也就是简单意义上的“疾病”。这些疾病在人体的经络上可以呈现一些病理反应，比如胃病患者，可在足三里穴出现压痛；肠道疾病患者，可在天枢穴出现压痛；又如急性阑尾炎患者，往往在足三里穴下1～2寸处可找到压痛等。经络不仅可以帮助人们治疗疾病，还可以使人们借助以上病理变化来预防和诊断疾病。

◎按摩手法

按摩手法是指以治疗、保健为目的，用手或肢体其他部位，按各种特定的技巧，在身体的某些部位或穴位进行操作的方法。

◎常用的自我按摩手法

点法：以点按的形式作用于人体的某一部位或穴位，称之为点法。一般常用拇指的指端进行操作，当作用于穴位时，又称之为点穴。

推法：推法是推拿手法中的主要手法之一，是指用拇指、手掌或其他部位着力于人体某一穴位、经络或部位上，作单方向的直线或弧形移动。推法常与点法结合使用，并沿着人体经络走行进行操作，即“推经走穴”。

揉法：用大鱼际、掌根，或手指罗纹面吸附于一定的部位，作轻柔和缓的环旋运动，并带动该部位的皮下组织，称之为揉法。自我保健时，一般常用拇指或中指罗纹面，或以食指、中指罗纹面，或以食指、中指、无名指罗纹面，在某一穴位或部位上作轻柔和缓的环旋揉动。

擦法：用手掌紧贴皮肤，稍用力下压并作上下向或左右向直线往返摩擦，使之产生一定的热量，称为擦法。擦法以皮肤有温热感即止，是推拿常用手法之一。

抹法：用手指罗纹面在体表沿上下、左右或弧线作单向或往返的移动，称为抹法。

拿法：用拇指和食、中二指或其余四指相对用力，提捏或揉捏某一部位或穴位，称为拿法。

在了解以上的基本概念后，本书将针对

日常生活中所出现的急性病症、脏腑和肢体关节病症，对自我按摩时需要用到的穴位和具体按摩方法进行详细阐述，希望能给读者在奔波忙碌之余带来一份健康。

第二章　家庭应急

一、晕厥

晕厥是家庭生活中较为危险、紧急的一种情况，多因劳累过度、体质虚弱或感受外邪（如中暑、中风等），以及情绪异常等原因导致人体气血运行失常，从而发生突然昏倒、不省人事、面色苍白、肢冷汗出的情况。轻者晕厥时间较短，自己可以逐渐苏醒，醒后多无后遗症；重者则会晕厥不醒，甚至导致死亡。此时，家人可及时用大拇指指端掐按其人中穴，即可有一定的缓解。随后，还应及时送往医院就诊。

◎人中穴（图 2－1）：位于人中沟上 1/3 与下 2/3 交点处。该穴具有开窍醒神，回阳救急的功用，常为急救要穴。

实践证明，重按人中穴可以有效缓解昏迷、

晕厥、抽搐等急性病症。点按时，需注意手指的用力方向应略斜向上（指向鼻端），避免向斜下方用力造成口唇的破裂（图 2－2）。

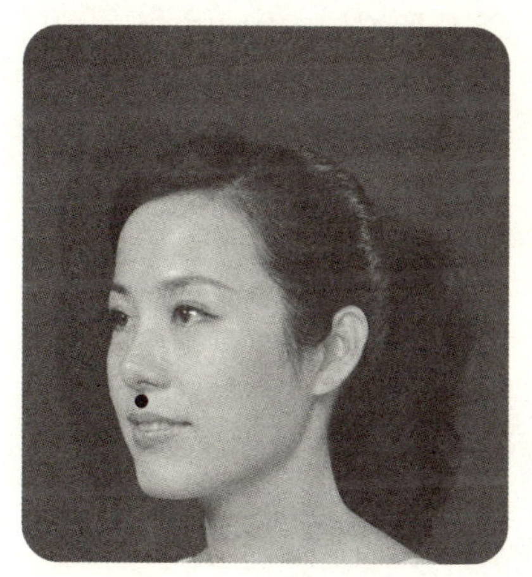

图 2－1　人中穴

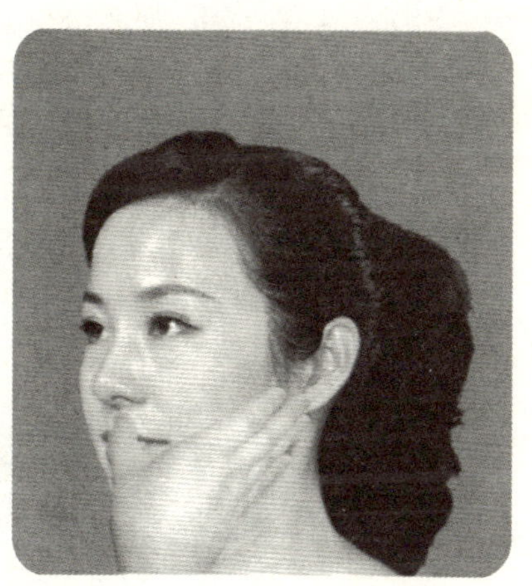

图 2－2　点按人中穴

二、血压升高

由于情绪不稳或激烈活动等原因而导致的血压突然上升，无论对于正常人还是已有高血压病史的患者，都是一个极大的威胁，严重时可能危及生命。此时，可用推捋桥弓穴作为急救的方法，可使血压逐渐恢复正常，再配合医院的正规治疗，可以在一定程度上减轻血压升高给人们带来的危害。

◎桥弓穴（图 2－3）：是指耳后的翳风穴与锁骨上的缺盆穴之间的连线，也就是我们常说的“脖子两侧的大筋”。桥弓穴具有明显的降压作用，可以在血压升高时进行推捋，也可作为日常控制血压的保健方法。

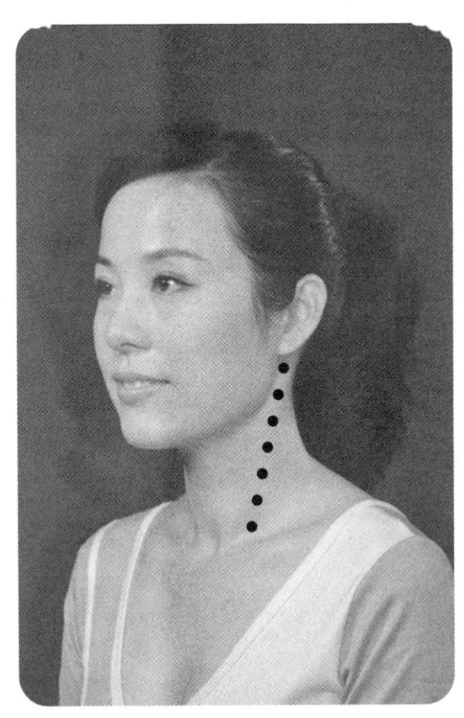

图 2－3 桥弓穴

此外，本方法还有明显的“减压”效果。运用本方法，再配合主动调整呼吸的频率和节律，可以有效地缓解精神情绪紧张的状况。

按摩时可用自己的食、中、无名三指，从耳后翳风穴向下推捋至锁骨上窝的缺盆穴，亦可沿此线轻揉。但需要注意的是，推捋时应自上而下、左右交替进行，切不可两侧同时按摩，以免使血压降得太快而发生意外（图 2－4）。

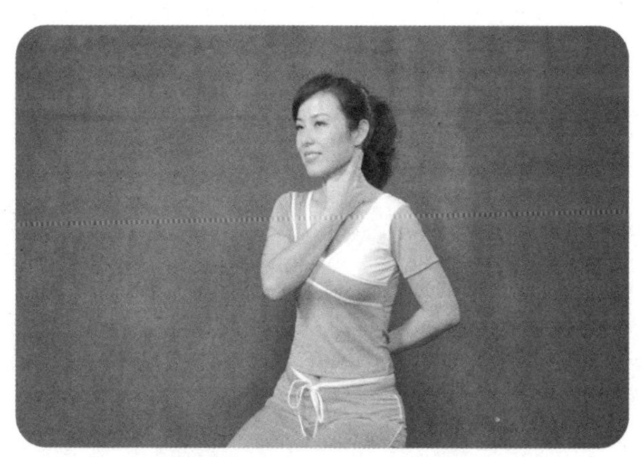

图 2－4　推捋桥弓穴

三、胸闷

胸闷，多由于感受寒凉或忧思悲怒等情绪过度而导致胸部出现压迫感、窒息感等。此时可分别点按两侧的内关穴，每侧点按 1～2 分钟，待症状缓解后即可停止。还可以用手指按揉胸部的膻中穴，动作应缓和而有节律，待症状缓解后即可停止。如在胸闷的同时出现左胸的疼痛，或疼痛向颈、肩部放射，并伴有气短、心慌、四肢发冷等症状，除按上述方法操作外，还应及时就医。

◎内关穴（图 2－5）：位于前臂掌侧，腕横纹上 2 寸，掌长肌腱与桡侧腕屈肌腱之间。这里的两个肌腱就是我们常说的前臂的“两筋”，因此在《灵枢·经脉》中，内关穴是位于“两筋”间。点按内关穴具有宁神镇痛、疏肝和中的作用，对于心、胸、胃相关疾病及神经性疾病均有较好的疗效，因此我们常说“胸胁内关谋”。

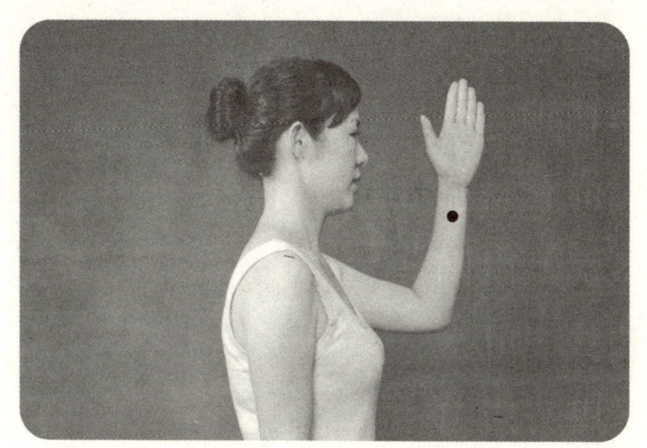

图 2－5　内关穴

点按内关穴时，需注意点按的部位应在“两筋”之间，且每次点按的效果应以局部产生酸胀感为佳。切不可用指甲掐按内关穴，以免造成局部损伤（图 2－6、图 2－7）。

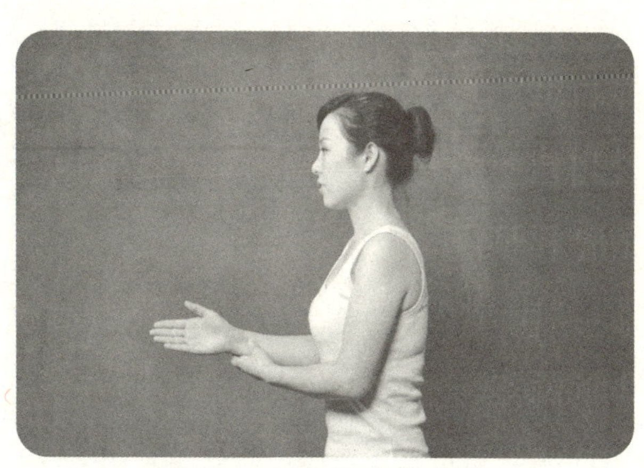

图 2－6　点按内关穴①

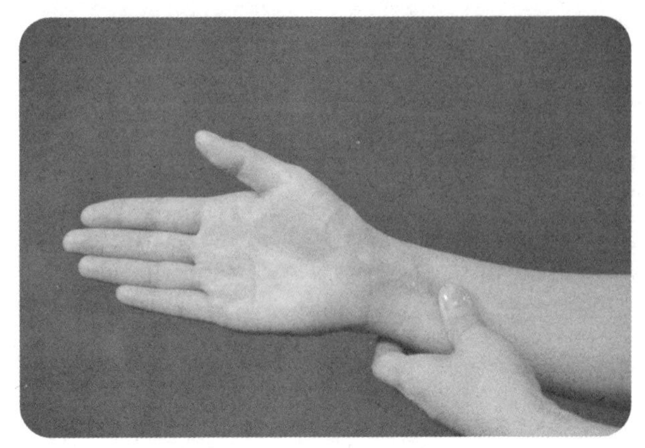

图 2－7　点按内关穴②

◎膻中穴（图 2－8）：在前正中线上，平第 4 肋间隙，两乳头连线的中点。膻中乃一身之气汇聚之处，按揉该穴具有宽胸理气、宁心止痛的功效。经常按摩膻中穴，不仅可以在出现胸闷时缓解症状，还可通调一身之气，达到“气和志适，则喜乐由生”的状态（图 2－9）。

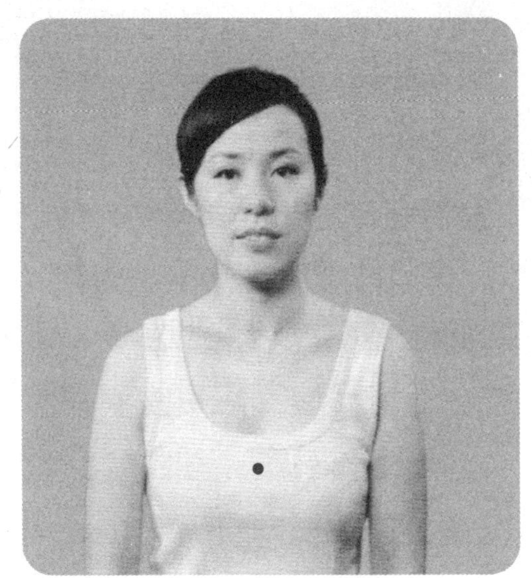

图 2－8　膻中穴

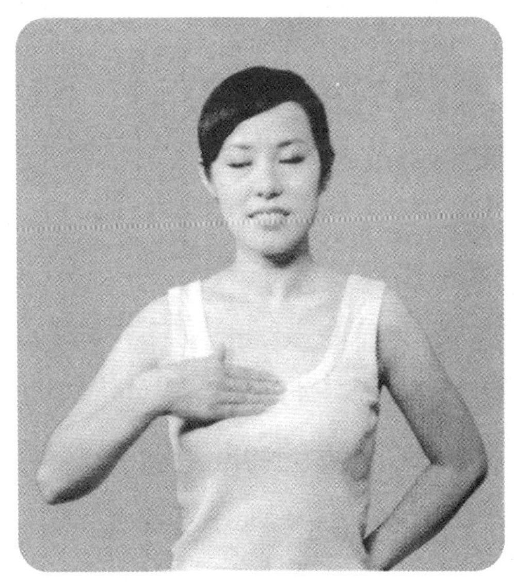

图 2－9　按揉膻中穴

四、呃逆

呃逆，也就是通常大家俗称的“打嗝”，是指喉间呃声连连、声短而频、不能自制的一种病症。多由于过食生冷、情绪激动或体质虚弱而导致胃气上逆所致。呃逆严重者不仅影响患者的生活，而且还会干扰其正常呼吸，给日常生活带来极大的困扰。此时，可用双手拇指（或食指）用力点按人体的攒竹穴，至胃脘部有酸胀感，则“打嗝”就会停止。

◎攒竹穴（图 2－10）：位于人体的头面部，眉毛内侧边缘凹陷处。胃气上逆是人体气机失调的一种表现，而指压攒竹穴具有调畅气机、宽胸利膈、降逆止呃的功用。

点按攒竹穴时，可先在眉毛内侧边缘触摸到一个细小的凹陷，此时双手拇指（或食指）应垂直于眉棱骨，缓慢向头后方用力，并且当胃脘处有酸胀感时效果最佳（图 2－11）。

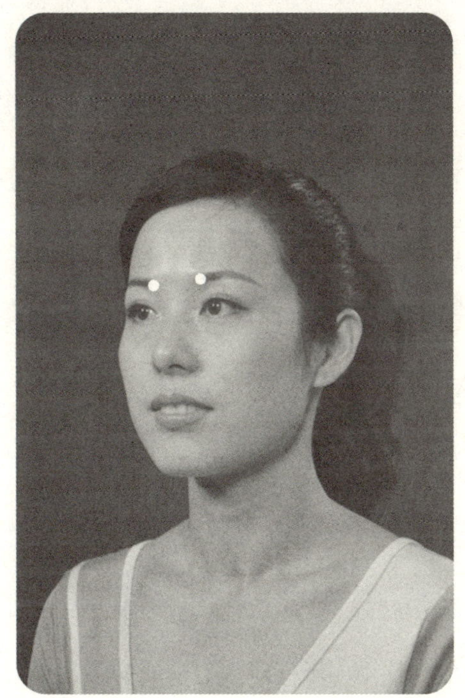

图 2－10　攒竹穴

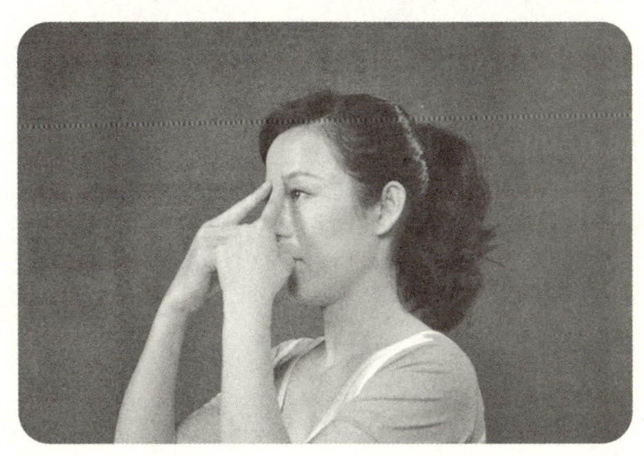

图 2－11　点按攒竹穴

五、胃痛

胃痛，是指由于感受寒凉或饮食不节、饥饱失常等原因所引起的上腹部近心窝处发生的疼痛。可用中指或手掌按揉腹部的中脘穴，或配合双手拇指按揉下肢双侧的公孙穴，出现酸胀感后，再持续点按约5分钟，可减轻胃痛症状。

◎中脘穴（图2－12）：位于上腹部前正中线上，肚脐中央上4寸。简便取穴时，可取胸骨下端和肚脐连接线中点，即为此穴。按揉中脘穴具有和胃健脾、行气止痛的功用。该穴是八会穴中的腑会，即六腑之气汇聚之所；同时，中脘穴还是胃的募穴，是胃的气血结聚于胸腹之所。因此，中脘穴对于脾、胃、肠的养护，尤其是胃的养护具有明显的作用。

点按中脘穴时，可先以一手中指缓慢按压，并可在按压过程中以中指对该穴逐渐施

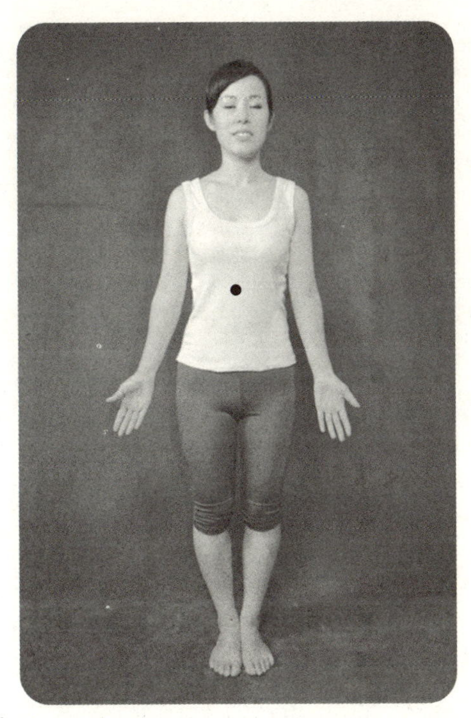

图 2－12　中脘穴

加轻柔而和缓的环旋揉动，用以提高疗效。当单手力量不足时，可用双手重叠进行操作。也可用手掌根部进行范围较大的按压和揉动（图 2－13）。

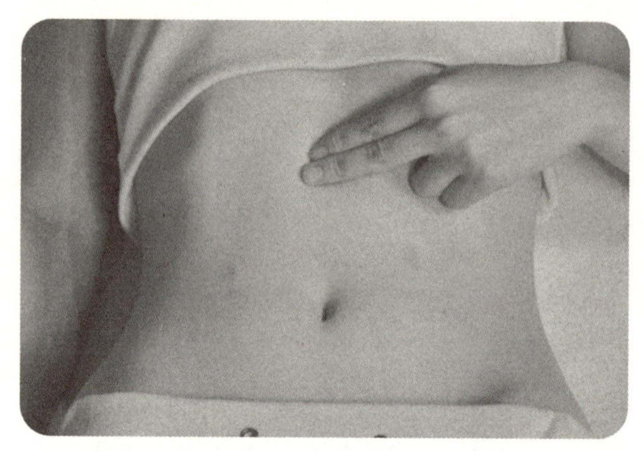

图 2－13　点按中脘穴

◎公孙穴（图 2－14）：位于足内侧缘，在第 1 跖骨基底的前下方。取穴时，在足的内侧缘，足踇指后方有一骨性突起，从这骨性突起沿着足的内侧缘向足跟方向推捋，在足的中部附近另有一个骨性突起，在此突起下方的凹陷处，即是公孙穴。公孙穴属于脾，络于胃，可以通调脾胃之气，具有健脾除湿、和中止痛的功效。

点按公孙穴时，可按照取穴时的方法，从足踇指后方第一骨性突起后，沿着足的内侧缘向公孙穴进行推捋或按揉，可以加强点按的效果（图 2－15）。

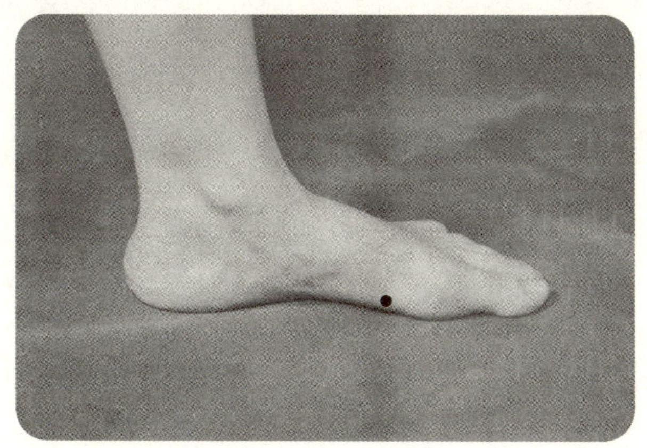

图 2－14　公孙穴

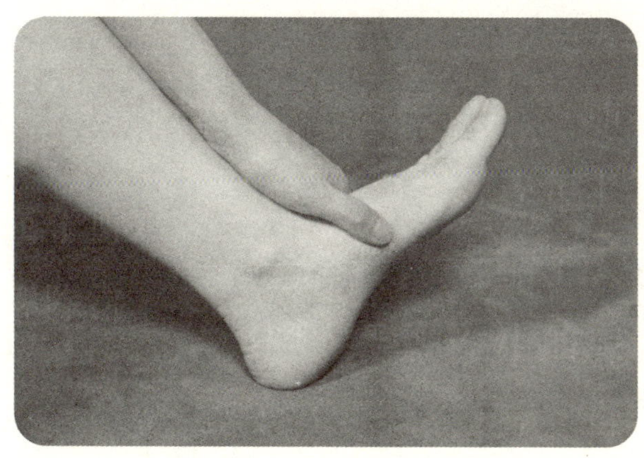

图 2－15　点按公孙穴

六、呕吐

呕吐是一个较为常见的症状，是指胃内容物经口吐出的一种动作。胃具有接受和容纳饮食物，并将水谷饮食初步消化为食糜的生理功能，饮食物入口后，经过食管，容纳于胃，在胃中进行初步消化。在这个过程中，如果胃气平和则人的饮食正常；而当胃受到一些损害，比如外界风寒湿邪的入侵、饮食不节或情志失调等，均可引起胃气上逆，从而发生呕吐。此时，可以通过点按内关穴来缓解呕吐的症状。

◎内关穴（图 2－5）：内关穴定位见本书 10～11 页。内关穴具有理气和中、降逆止呕的作用。呕吐时点按内关穴，当感觉酸胀时，可以有效地缓解呕吐的症状（图 2－6、图 2－7）。

内关穴可以作为呕吐发作时的救急穴位。如果曾经有过呕吐的病史，还可以通过平时点按天枢穴，达到预防和减少呕吐发作的目的。

◎天枢穴（图2－16）：位于腹中部，脐中旁开两寸。按揉天枢穴具有理气和中、降逆止呕的功效。此外，按揉此穴对胃肠道还有明显的双向调节作用，具有调理胃肠、消

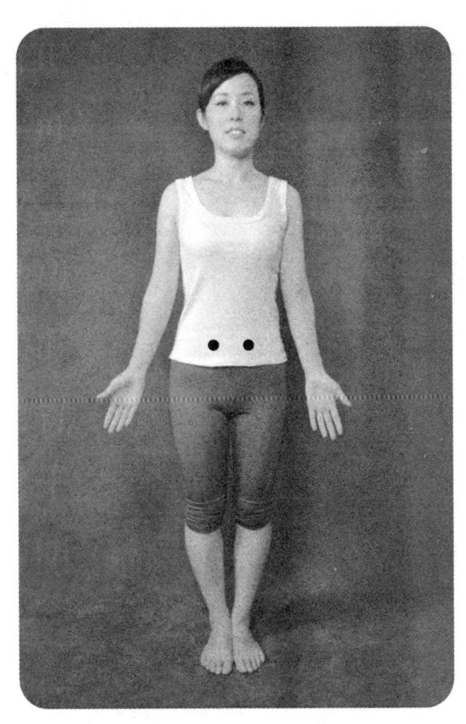

图2－16　天枢穴

炎止泻、通利大便等功能，经常按摩天枢穴既能通便，又可止泻（图 2－17）。

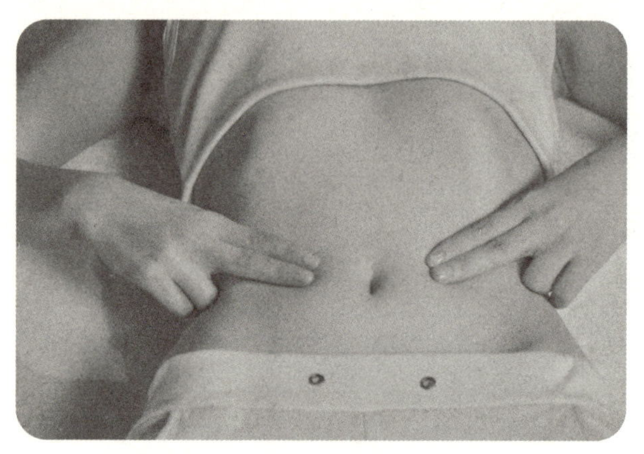

图 2－17　按揉天枢穴

七、胆绞痛

胆绞痛是胆囊炎、胆石症患者急性发作的一种最痛苦的症状，可出现右上腹中部的剧烈疼痛，甚至可以放射到右肩胛部。它多因饱餐或进食高脂肪饮食，或感受风寒而引发，属于中医胁痛范畴。缓解胆绞痛，可用大拇指持续按揉右小腿的阳陵泉穴 2～3 分钟。若该穴止痛效果不明显，可在其下方 1

寸处寻找胆囊穴，并加以按揉，亦可缓解胆绞痛。

◎阳陵泉（图 2－18）：位于小腿外侧，在腓骨小头前下方凹陷处；按揉阳陵泉穴具有疏肝利胆、舒筋解痉的功用。

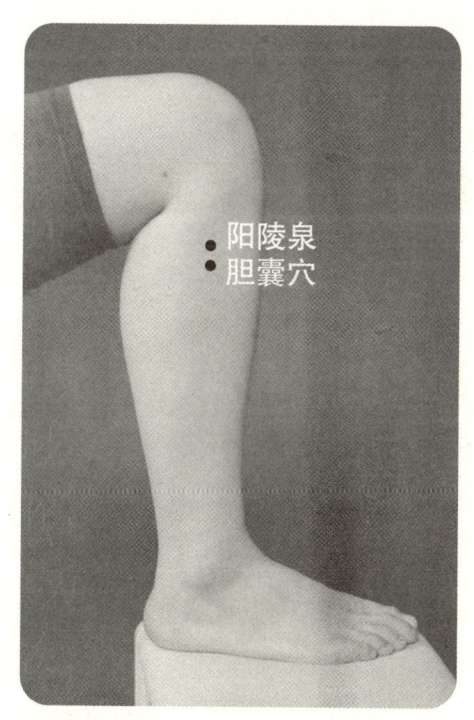

图 2－18　阳陵泉及胆囊穴

◎胆囊穴（图 2－18）：位于阳陵泉穴下

方1寸处。

重按上述两穴，可以有效地缓解胆囊炎、胆石症等胆囊疾病所产生的疼痛；作为日常保健穴位，经常拍打、按揉这两个穴位，对于慢性胆囊炎和结石等肝胆病症也有较好的疗效（图2-19）。

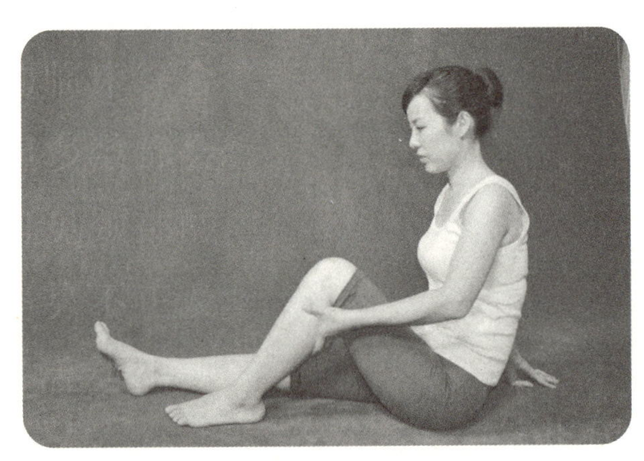

图2-19　按揉阳陵泉及胆囊穴

八、牙痛

牙痛，是指牙齿因各种原因引起的疼痛，可由牙齿本身的疾病、牙周组织疾病、神经系统疾病等引起，为口腔疾患中常见的症状之一，中医称之为“齿痛”。可用拇指点按合谷穴，若左边牙痛，则点揉右边合谷穴；反之亦然。每天坚持按摩 3～4 次，每次 5～8 分钟，牙痛症状就可得到缓解。还有一种方法，即用拇指放于同侧面部颊车穴，由轻渐重按压约 1～2 分钟，亦可缓解牙齿局部的疼痛。

◎合谷穴（图 2－20）：位于手背，第 2 掌骨桡侧的中点处。在取穴时，可将一手的拇指指间关节横纹放在另一手拇、食指之间

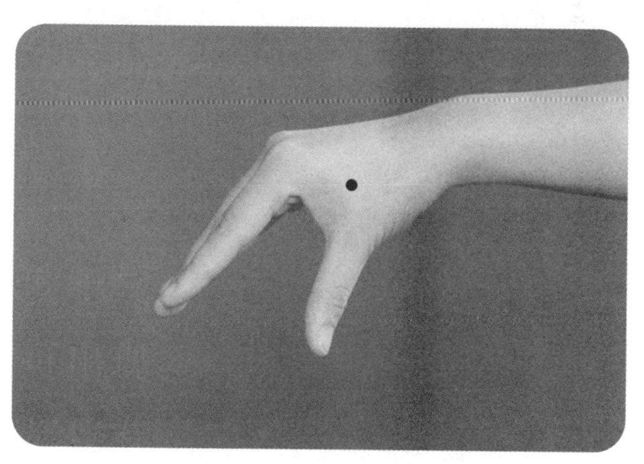

图 2－20　合谷穴

的指蹼缘上，此时，拇指尖下方即是合谷穴。点按合谷穴具有清热、消肿、止痛的功效，可以缓解牙痛、咽喉痛等口腔疾病，对于胃肠腑热引起的牙痛效果更佳。

点按合谷穴时，若左边牙痛，可将左手手掌贴于右手四指的指背，屈左手拇指点按右手合谷穴；反之亦然（图 2－21）。

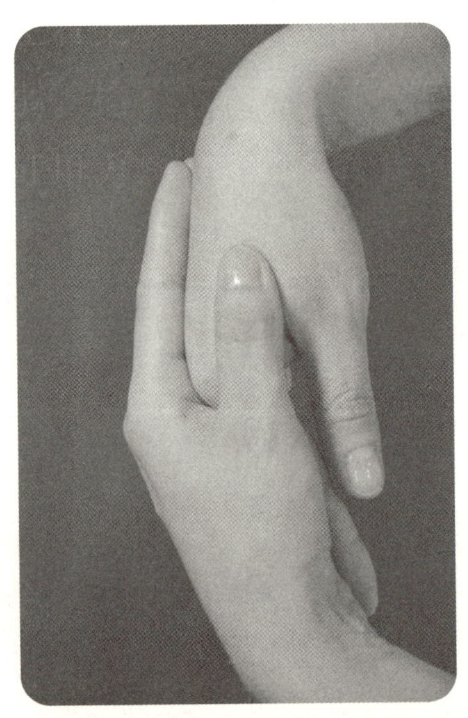

图 2－21　点按合谷穴

◎颊车穴（图 2－22）：位于面部下颌角前上方 1 横指处，当咀嚼时，咬肌隆起最高点处。点按颊车穴具有散风清热、通络止痛的功效。该穴常与合谷穴相配合，共同治疗牙痛（图 2－23）。

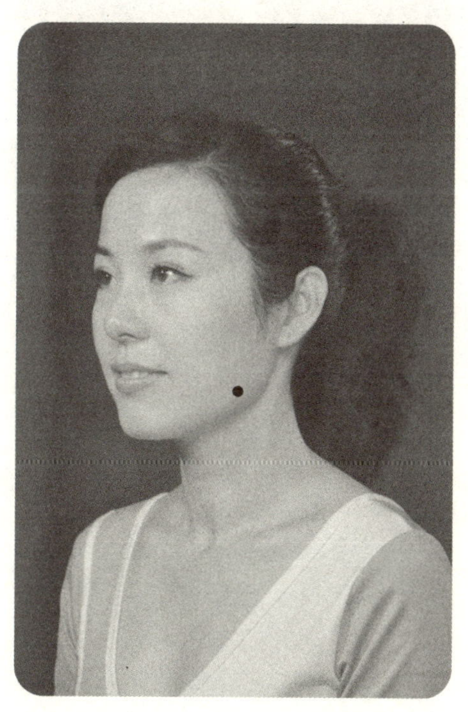

图 2－22　颊车穴

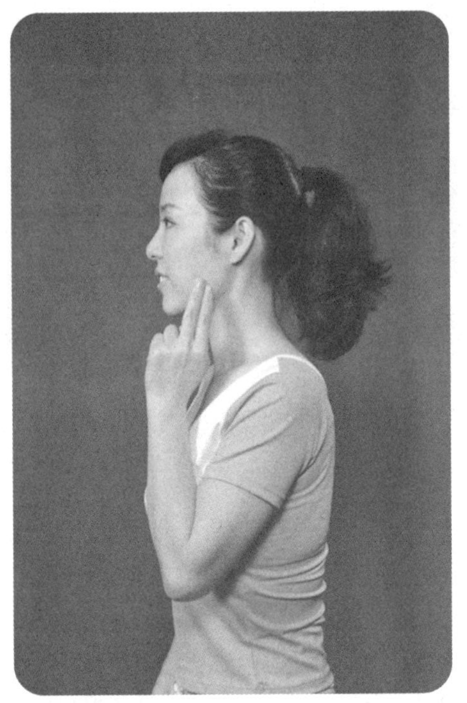

图 2－23　点按颊车穴

第三章　五官养护

一、头

人体头部的不适中最常见的主要是头痛。头痛常常是由过度劳累、紧张、受凉、睡眠少等原因引起，经过休息、充足的睡眠后会消失，一般不会引起人们的重视。但某些疾病所引起的头痛是一种信号，经过休息也不能缓解消失，应该引起我们的重视。

头痛按其部位可分为前额痛、侧头痛和后枕痛。针对不同部位的疼痛，我们在日常保健时所选取的穴位和按摩手法也是不同的。

1. 前额痛

前额痛，是指前额部，即眉弓（包括眉棱骨）至前发际的部位疼痛。可以用中指点按或环揉印堂穴和太阳穴，可反复操作数遍。

◎印堂穴（图3－1）：在两眉头连线的中点。按揉印堂穴具有清利头目、开窍止痛的功效，可缓解头痛头晕的症状。操作时，可用食、中二指从印堂穴沿前额正中向上推捋至前发际处，双手交替进行操作，称为轻抹前额（图3－2）。

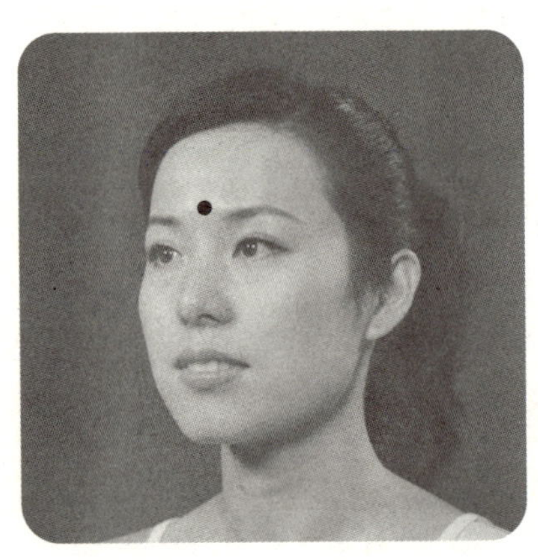
图3－1 印堂穴

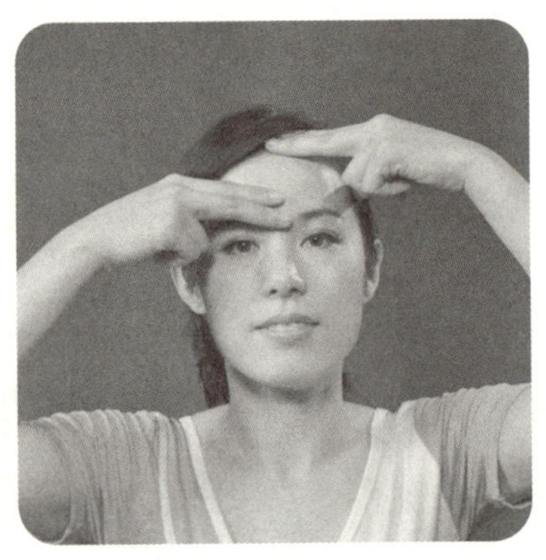
图3－2 轻抹前额

◎太阳穴（图3－3）：位于眉梢与外眼角之间，向后约一指宽的凹陷处。按揉太阳穴具有清利头目的功效。

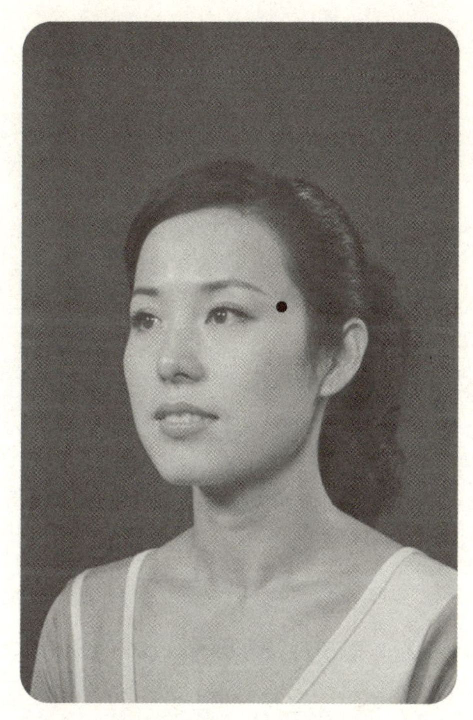

图 3－3　太阳穴

经常按摩太阳穴，不仅可以舒缓头痛症状，而且还可以缓解大脑疲劳。当人们长时间连续用脑且不能得到充分的休息时，太阳穴附近往往会出现重压或胀痛的感觉，这就是一种大脑疲劳的信号。这时轻柔和缓地按揉太阳穴，可以明显改善这种疲劳的征象

（图 3－4）。

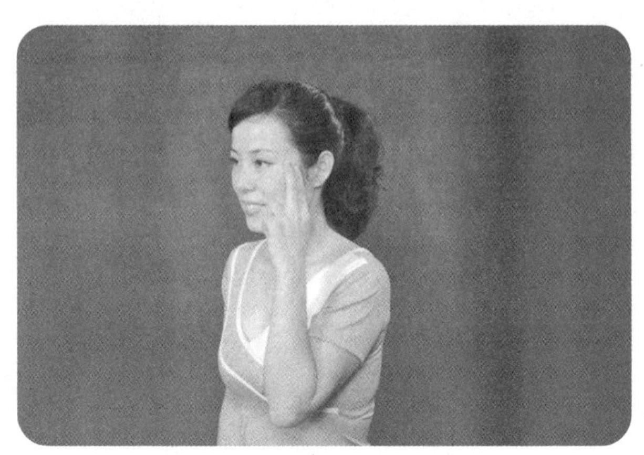

图 3－4　按揉太阳穴

除了对上述两穴进行点按或环揉之外，还可以将印堂穴至太阳穴沿眉弓连成一条弧线，用中指从印堂穴向太阳穴方向进行推捋，双手同时操作，从中间向两边，称为分推前额。操作时应以前额微红微热为度，手法要轻柔和缓，若为油性皮肤，力量可稍大；若为干性皮肤，可适当涂抹一些润滑剂，如护肤霜等。切不可过分用力按压前额。

2. 侧头痛

侧头痛，是指头部两侧耳尖上缘，左右头角处的疼痛，有时会累及耳部。可以用食、中二指或拇指依前—上—后的顺序环旋按揉太阳穴，每次按揉10分钟左右，以太阳穴处微觉酸胀为度（图3－4）。亦可从太阳穴向后推至耳尖上缘。推捋时，应单方向推动，切忌在头皮表面往返拖动而造成不适感。

由于侧头痛的部位往往面积较大，或多呈片状，因此在日常保健时，也可将疼痛区域作为重点，用手掌根部在侧头部进行大范围的按揉，以减轻疼痛的症状。

3. 后枕痛

后枕痛，是指头部后面枕骨区域的疼痛，下可至颈部，上可至头顶，即通常所说的后脑勺疼痛。可用两手食、中二指或拇指点按两侧风池穴，并作缓慢揉动，每次点按 10 分钟左右，以穴位局部酸胀为度。

◎风池穴（图 3－5）：位于颈后部，枕骨下，胸锁乳突肌上端与斜方肌上端之间的凹陷。按揉风池穴具有清头明目、祛风解毒的功效，该穴为临床治疗头、眼、耳、口、鼻、脑部疾患，精神神志疾患，以及上肢疾患的常用要穴。

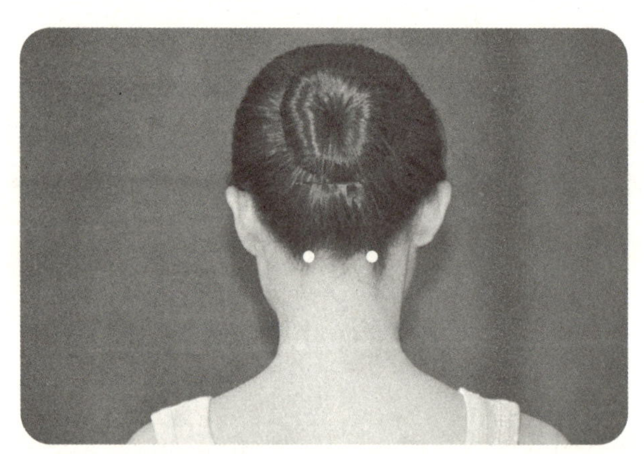

图 3－5　风池穴

风池穴的针刺效果较好，但它的解剖位置使其在针灸临床操作时具有一定的危险性，因此在日常保健按摩时，我们可以用手指按揉该穴位来代替针灸，不但简单安全，而且事半功倍（图3－6）。

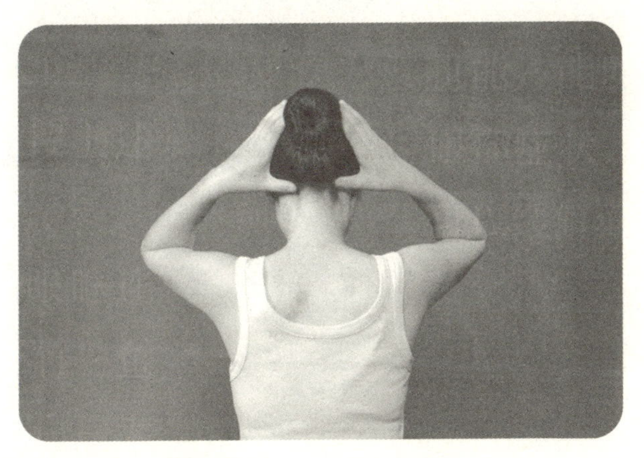

图3－6　按揉风池穴

部分后枕部的疼痛多是由颈部的解剖结构改变造成的，比如颈椎病或颈部肌肉劳损等，此时，我们可以按揉风池穴之后按揉后颈部。具体操作方法是：取坐位，双手掌根分别置于后颈部两侧肌肉，四指交叉轻扣，双手掌根相对用力，捏提颈部肌肉，称为合拿颈肌，每次捏提3～5分钟，可有效缓解颈部疲劳和由此产生的后枕部疼痛（图 3－7）。

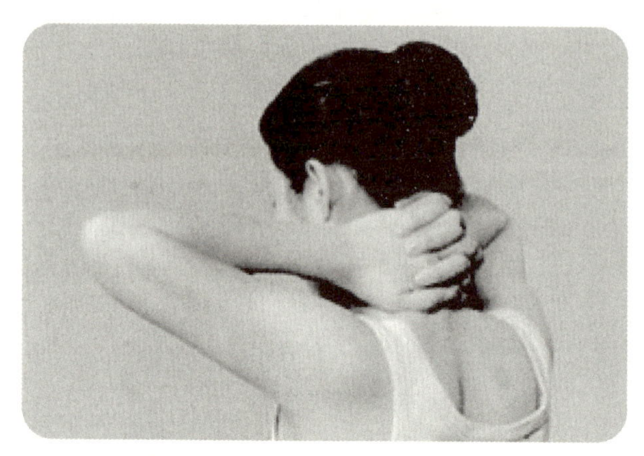

图 3－7　合拿颈肌

二、眼

用眼过度导致的眼疲劳是家庭中常见的现象，无论是对于学习压力沉重的学生，还是需要长时间对着电脑工作的上班族来说，在眼睛长时间使用且得不到充分休息时，往往会出现眼睛干涩、流泪、视物模糊等现象。此时，除了及时闭目休息或极目远眺之外，还可以对眼部周围的穴位进行按摩，达到放松眼球，缓解眼疲劳的目的。具体方法是：

闭目，以双手中指同时自内向外推揉左右眼眶，先揉上眼眶，再揉下眼眶，随后以中指轻轻环揉眼球。每次操作 5～8 分钟。在推揉时可微用力依次点按睛明穴、攒竹穴、鱼腰穴、太阳穴（上眼眶）；睛明穴、承泣穴、四白穴、太阳穴（下眼眶），每穴按揉的时间以一次呼吸为度。

◎睛明穴（图 3－8）：位于面部，内眼角稍上方的凹陷处。点按睛明穴具有清热明目的功效，该穴是治疗眼部疾病常用的穴位之一（图 3－9）。

攒竹穴、太阳穴定位及按摩方法分别见 14～15 页、30～32 页。

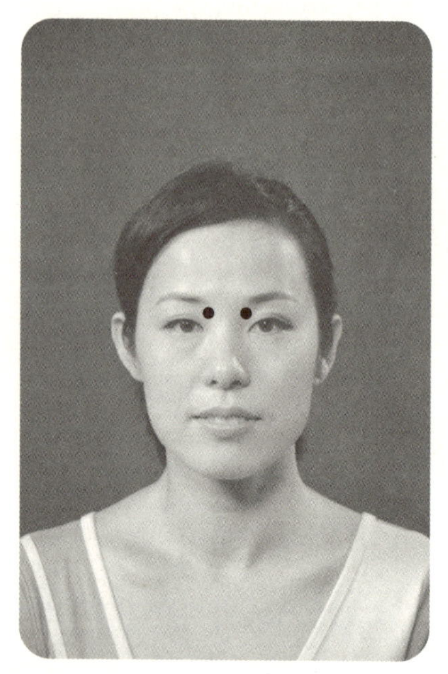

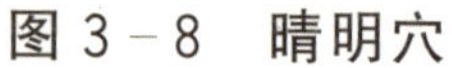

图 3－8　睛明穴

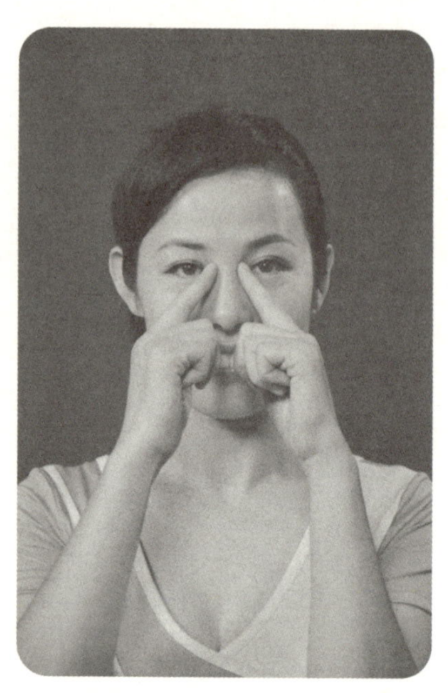

图 3－9　点按睛明穴

◎鱼腰穴（图 3－10）：正坐位或仰卧位取穴，位于眉毛中，瞳孔直上。鱼腰穴是经外奇穴，按摩该穴具有清热明目的特殊功效（图 3－11）。

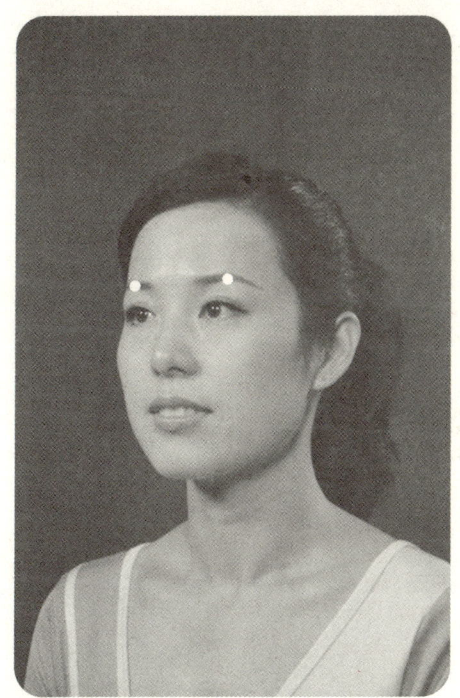

图 3－10　鱼腰穴

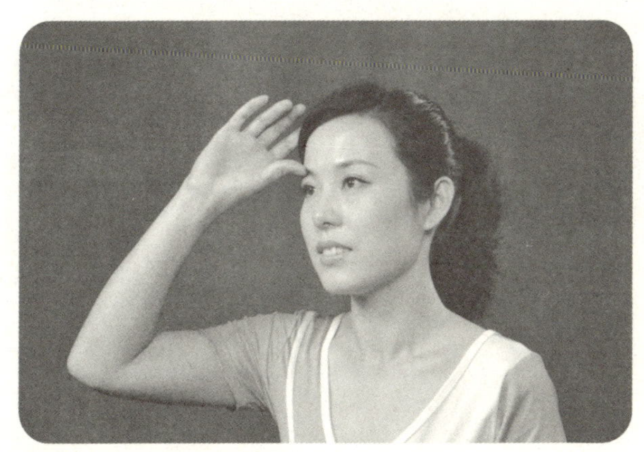

图 3－11　点按鱼腰穴

◎承泣穴（图 3－12）：位于面部，瞳孔直下，在眼球与眶下缘之间。点按承泣穴具有清热散风、明目止泪的功效，中医临床上用于治疗近视、夜盲、视神经萎缩、迎风流泪、青光眼、白内障等多种常见的眼部疾病。同时，该穴也是我们日常家庭进行眼部保健按摩的常用穴位（图 3－13）。

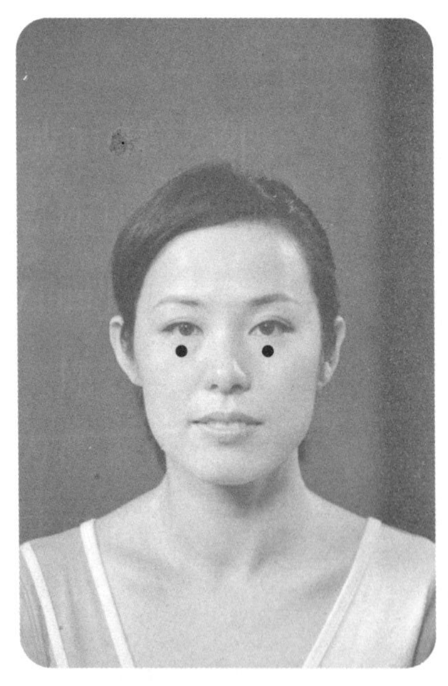

图 3－12　承泣穴

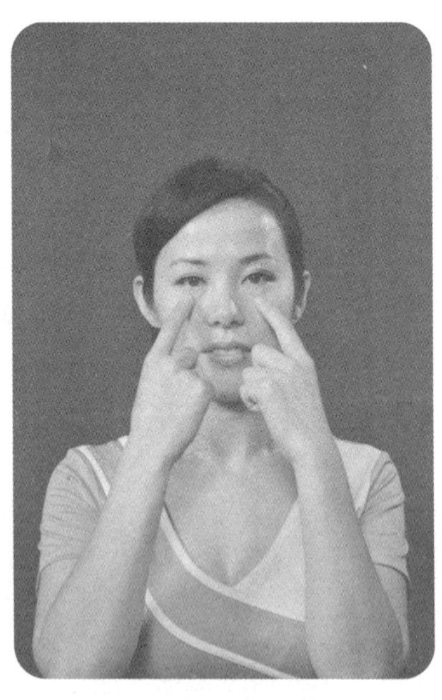

图 3－13　点按承泣穴

◎四白穴（图3－14）：位于人体面部，瞳孔直下，在眶下孔凹陷处。取穴时通常采用仰靠或仰卧姿势，双眼平视时，瞳孔正中央直下约1横指（拇指）处，即是该穴。

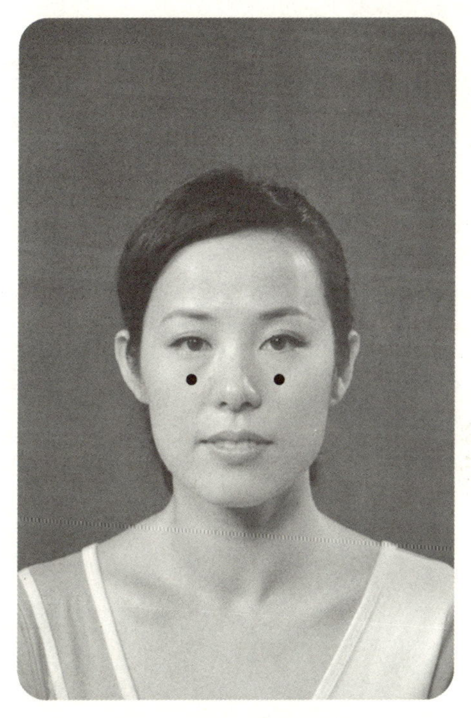

图3－14 四白穴

按摩四白穴具有散风明目的功效，该穴也是临床上治近疗眼部疾患的首选穴位之一。

所谓“四白穴”，四，即四方；白，为光明，就是“四方明亮”之意，穴在目下，治疗眼疾，改善视力，明亮四方。通过对四白穴的按揉，可以缓解眼部肌肉疲劳，提高眼睛的机能，能明显改善近视、眼疲劳、眼胀痛等眼部症状，对眼部起到很好的保健作用，还可以缓解面部痉挛等症状（图 3－15）。

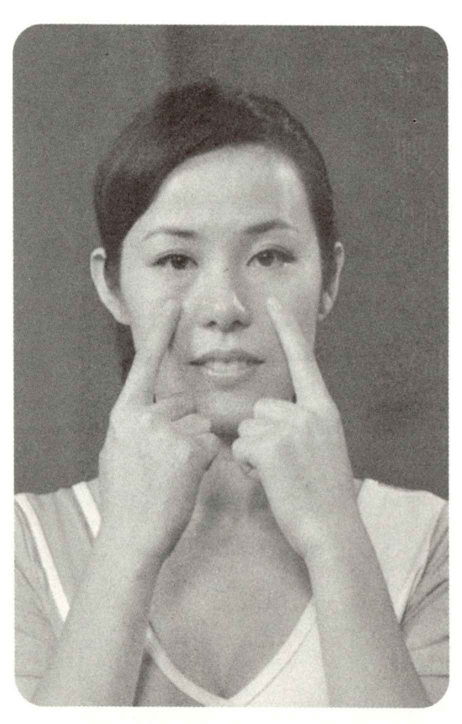

图 3－15　按揉四白穴

对于经常用眼的人士而言，更应该熟练、准确地掌握以上穴位的取穴方法和保健按摩操作方法，只要简单地按揉 5～8 分钟，就可以明显缓解眼部疲劳；对于学生而言，上述穴位更是不可多得的预防近视的有效穴位。

在日常保健中，除了可以单独点按上述穴位外，还可与推捋法相结合。

操作方法：将上述穴位沿上、下眼眶连成两条弧形的曲线，即“睛明—攒竹—鱼腰—太阳”一条线，“睛明—承泣—四白—太阳”一条线。双手同时用中指分别推捋这两条线，每次操作 5～8 分钟，以局部微感温热为度，可以增强点按穴位的效果。

三、耳

耳鸣是指人们感觉耳内有蝉鸣声、嗡嗡声、嘶嘶声等多种声调的响声，而这种异常的响声是在没有任何外界干扰的情况下所产生的。它往往是机体某一段时间过于疲劳的一个预警信号。出现这种情况，除了适当地休息之外，还可以点揉耳前的听宫穴，每次操作 5～8 分钟，以局部感觉微酸胀为度，并以感觉向耳内传递为佳。可在耳鸣发作时操作，也可作为日常保健的方法。

◎听宫穴（图 3－16）：位于面部，耳屏前，下颌骨髁状突的后方，张口时呈凹陷处。

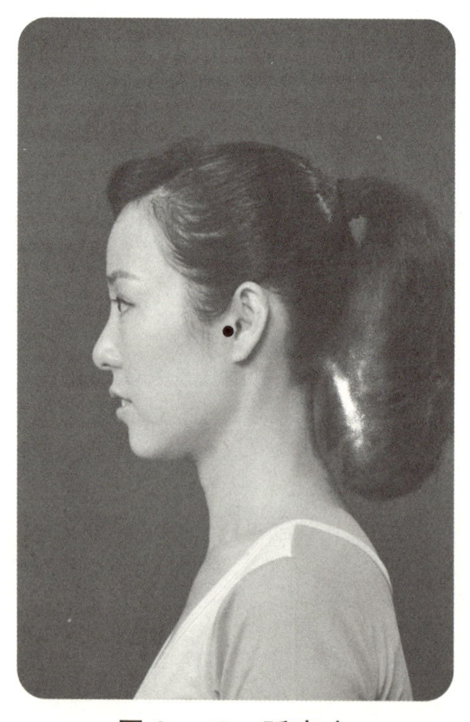

图 3－16　听宫穴

取穴时应采用仰靠或仰卧姿势，微微张口，以食指指腹点揉耳前的听宫穴。听，即听闻；宫，为宫殿。听宫，指耳窍，穴在耳部，可疗耳疾，有聪耳通窍的功效，是临床上治疗耳部疾患的首选穴位，也是我们日常针对耳部按摩的首选穴位（图3－17）。

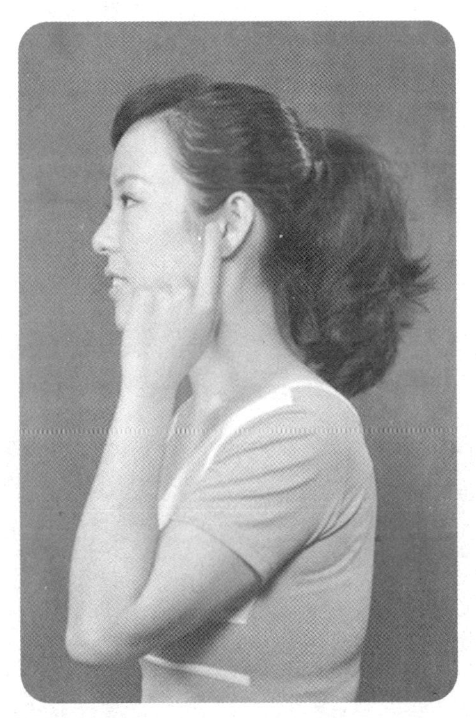

图3－17　点揉听宫穴

此外，还有一种方法叫作“鸣天鼓”，也可作为有耳鸣症状的人群日常保健的方法，具体操作如下：用两掌分别按住两耳，其余手指则置于后枕部。两掌轻轻用力，按压两耳，用手指轻弹枕后风池穴数次，然后两掌放松，如此反复操作数次。因该法操作时如晨钟暮鼓般振聋发聩，故取名为“鸣天鼓”。双手要将两耳按实；手指弹打风池穴时要轻而有弹性；放松时要和缓以免耳内疼痛（图3－18）。

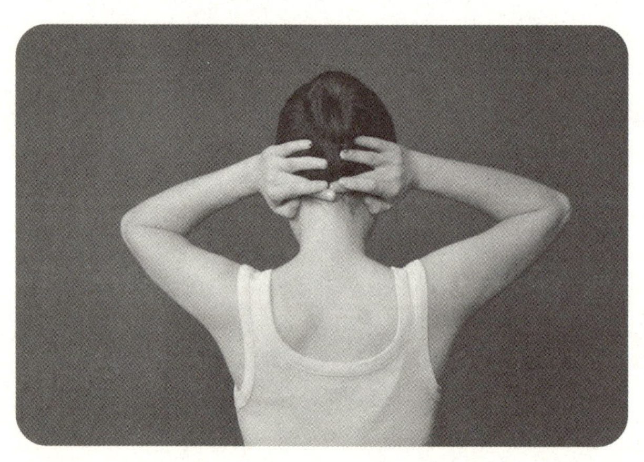

图3－18 鸣天鼓

四、鼻

春天，人们在享受春风送暖的时候，也会发现周围飘着许多如雪花般的柳絮，它们在构成一道风景线的同时，也给许多人带来一些呼吸道不适的症状。人们往往会出现反复的鼻痒、喷嚏、流清涕、鼻塞等症状，这就是简单意义上的过敏性鼻炎。人体吸入外界过敏原，如花粉、皮屑、动物皮毛，灰尘等，或者受外界冷、热、日光等刺激，均可导致上述症状的发生。

出现上述症状时，可以用双手食指指端点揉鼻旁的迎香穴，当感觉到局部酸胀时，随即沿迎香穴向上推至鼻根处，可反复操作，推擦的频率可稍快，以鼻部感觉微微发热为度，每次操作约 5～8 分钟，每日 2～3 次，可在症状出现时操作，亦可作日常保健之法。

◎迎香穴（图 3－19）：鼻翼外缘中点旁，鼻唇沟中点处。点按迎香穴可祛风通窍，理

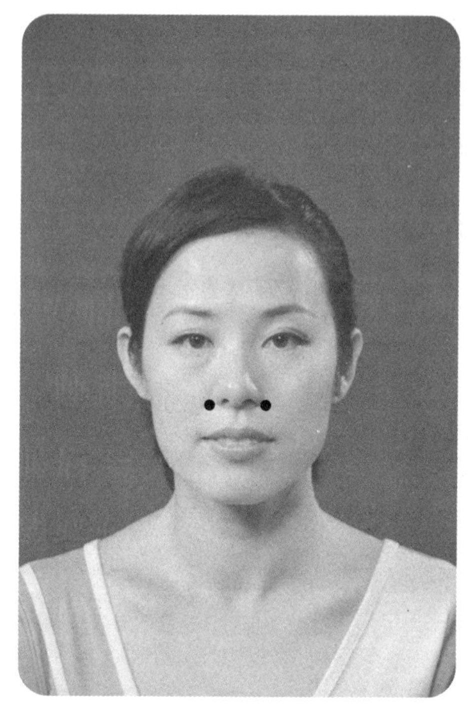

图 3－19　迎香穴

气止痛，能治鼻塞，通鼻窍。若单独使用迎香穴效果不明显的话，还可配合前面提到的按揉印堂穴。还有一种“擦迎香”的方法也可改善鼻痒、喷嚏、流清涕、鼻塞等症状，具体操作方法是：双手食指同时在迎香穴周围，即鼻唇沟处做轻快的摩擦，以鼻翼处微感温热为度。本法也可与点按迎香穴交替进行，即先在鼻唇沟处做擦法，待有温热感时，再以食指点按迎香穴，至局部有酸胀感时，再做擦法，此为一遍操作，如此反复操作5～8遍（图3－20）。

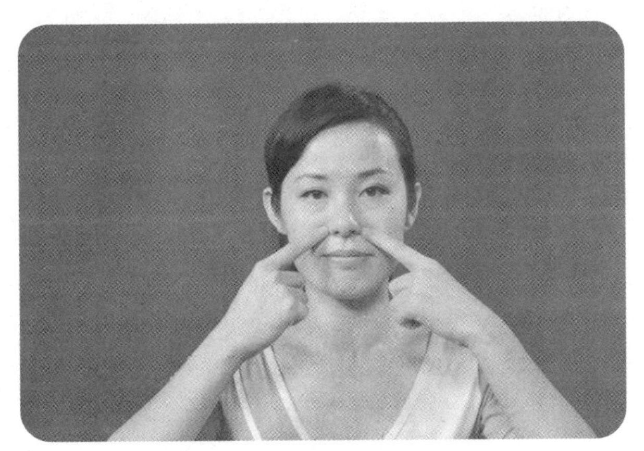

图3－20　点按迎香穴

五、喉

咽喉痛是一种常见的病症，它多发于气候寒凉或气温骤降之时，一年四季皆可出现症状，尤其是感冒、咳嗽等患者通常都伴有咽喉疼痛。大多数急性咽喉疼痛会在数天至数周内消退；但是，如果疼痛持续存在或呈逐渐加重的趋势，则提示原发的病症正在加重，需要尽快就医。对于一般日常的保健按摩来说，掐揉少商穴是一个缓解咽肿、咽痛、咽痒等咽喉部症状的有效方法。

◎少商穴（图 3－21）：位于拇指末节桡侧，指甲根角侧上方 0.1 寸。掐揉少商穴具

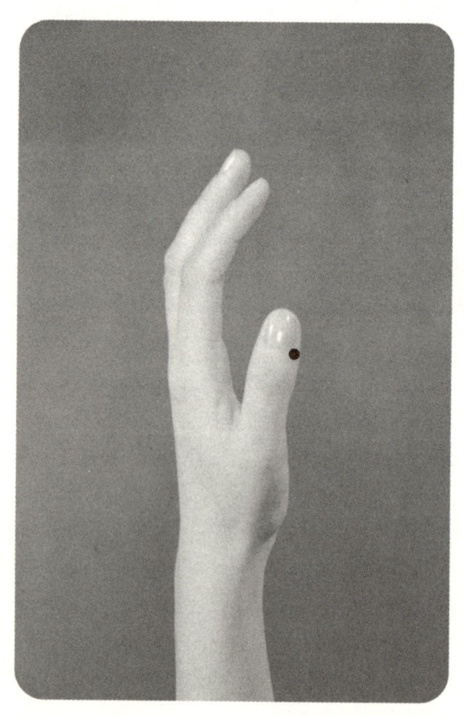

图 3－21　少商穴

有泄热开窍、利咽镇痉的功效，可泄诸热，主咽肿喉痹。

对于少商穴的操作，临床治疗上一般用三棱针点刺出血，但如果作为日常保健，这样的操作存在一定的危险性。此时，可以改用掐揉少商穴来代替点刺放血：以一手拇指指甲掐按另一手少商穴，并作缓慢环旋揉动，左右两侧交替。每侧掐揉 2～3 分钟，左右交替 6～8 遍，直至咽痛、咽痒等症状减弱。掐揉时，以少商穴感觉微痛为度，切不可用力过度导致出血，造成损伤（图 3－22）。

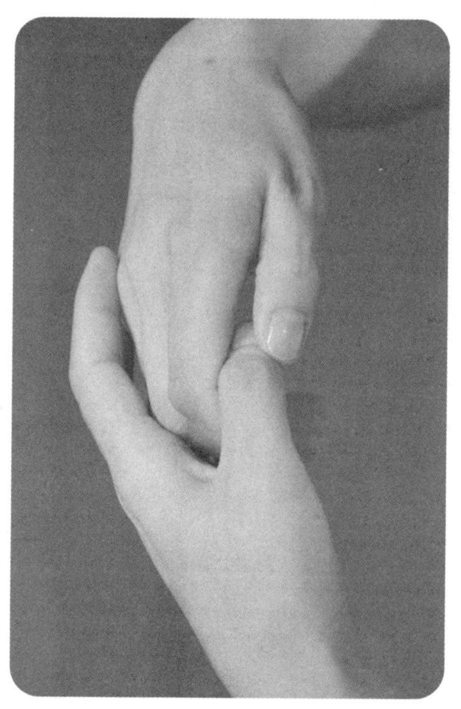

图 3－22　掐揉少商穴

第四章　肢体养护

一、颈

提到颈部不适，我们最熟悉的就是颈椎病和落枕。颈椎病主要是由于颈椎长期劳损、骨质增生等原因致使颈椎脊髓、神经根或椎动脉受压，导致一系列功能障碍的临床综合征。其临床表现往往较为复杂，但多数都会出现颈部不适感及活动受限，常可见颈部酸胀、疼痛、僵硬；早起、劳累、姿势不正及寒冷刺激后症状突然加剧；颈部活动出现“嘎嘎”的响声；用手按压颈部时会有一处或多处较为明显的压痛点等。

这些症状通过一些简单的保健按摩可以暂时缓解，但是在症状缓解后，还应到医院进行系统的检查和治疗。尤其是除了上述症状外，还出现上肢放电感或手指麻木感，转动颈部时突然出现眩晕，下肢出现放射性的痛、冷、麻、凉的感觉等一些非颈部症状时，都是颈椎病进一步加重的信号，应当引起足够的重视。在日常保健中，可以通过按摩后溪穴缓解颈部的活动不利。

◎后溪穴（图 4－1）：位于手掌的小指侧，在微握拳时，小指掌指关节后尺侧的远

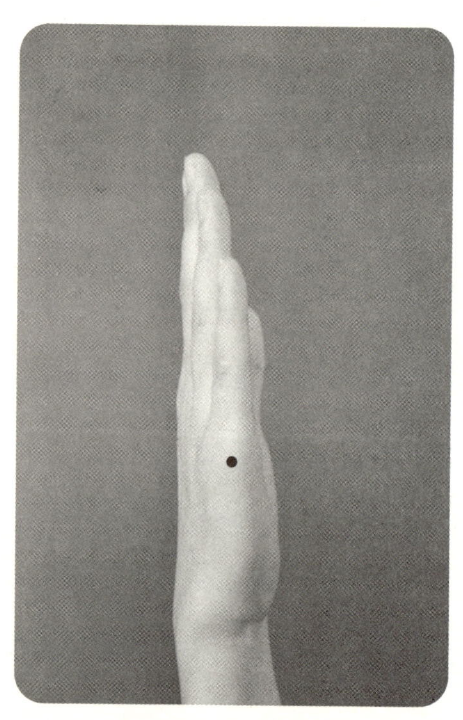

图 4－1　后溪穴

侧掌横纹头赤白肉际。

在取穴时，可以先找到手掌上最靠近指端的一条横纹，这条横纹在手掌外缘消失的地方就是后溪穴。按摩后溪穴具有疏经通络的功效，它与循行于背部正中的督脉相通，而督脉在背部循行的部位正是脊柱，因此后溪穴可以说是通调人体的脊椎，包括颈椎、胸椎和腰椎。

在按摩时，可以将一手置于胸前，掌心向下，握拳；另一手以食指端点揉后溪穴，如此操作 2～3 分钟后，再左右交替。在点揉过程中，可缓慢地活动颈部，活动范围可逐渐增大直至受限的区域，此时，可增大力量点揉后溪穴（图 4－2）。

还可以利用桌子边沿、椅子扶手等带有棱角的物体，如将后溪穴放在桌沿上，左右滚动，同时配合颈部的活动，也可以收到良好的效果。

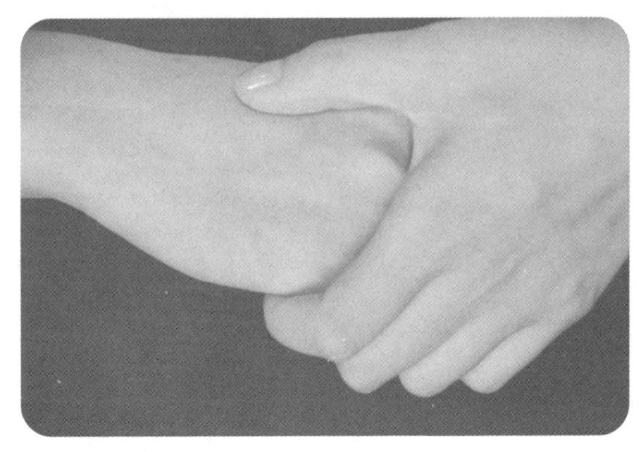

图 4－2　点揉后溪穴

而落枕，多是由于睡觉时姿势不当或感受风寒，导致颈、背部的气血凝滞，筋脉瘀阻，表现为晨起后颈部僵硬、疼痛、活动不利（尤其是头向两侧旋转不便）的一种软组织病变。除使用上面介绍的点揉后溪穴的方法外，点揉落枕穴也可以很好地缓解落枕的症状。

◎落枕穴（图 4－3）：位于手背上，从手背上食指和中指的掌骨之间，向手腕方向推捋，在骨和骨间隙大约一指宽（拇指）的位置上，向下按压，有一定酸痛感之处，就是

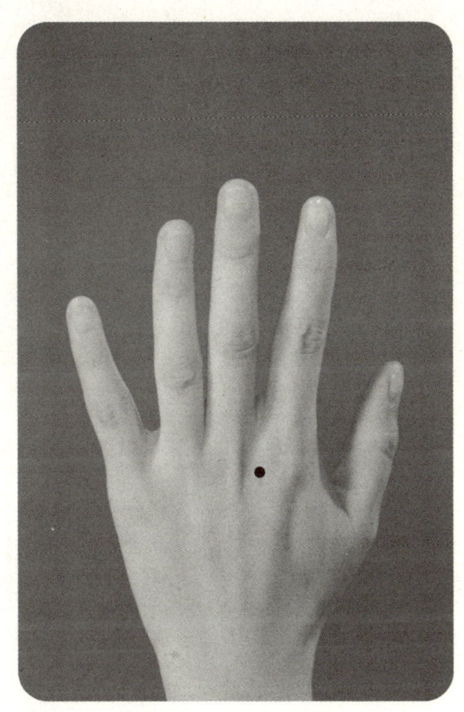

图 4－3　落枕穴

落枕穴。由于它的位置正好与位于手掌食指和中指掌骨之间的劳宫穴相对，因此又称为外劳宫穴。按摩落枕穴具有舒筋活络的功效，对于落枕有特殊的疗效。按摩时也可以在点揉落枕穴的同时缓慢活动颈部（图4－4）。

这里需要注意的是，如果反复发生落枕，应到医院做系统的检查，因为反复落枕是颈

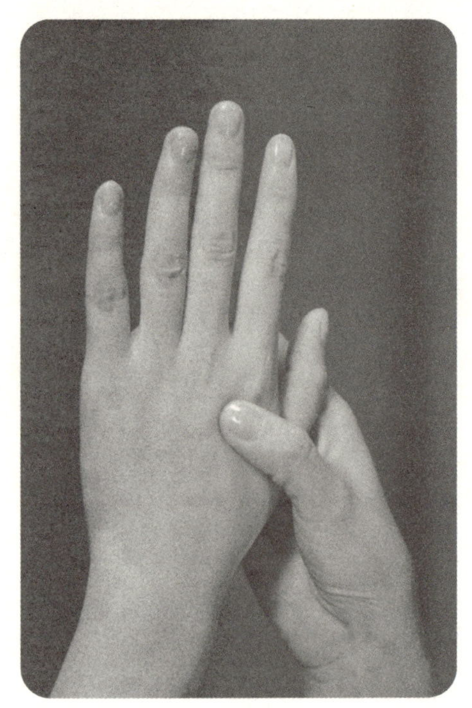

图 4－4　点揉落枕穴

椎病的一种信号。

二、肩

肩关节是人体运动最复杂的关节，同时也更容易受伤或出现不稳定的情况，肩部疼痛也是日常生活中常见的症状之一。大多数肩关节的问题多是软组织、韧带、肌肉和肌腱的问题，而骨骼本身的问题较少，我们最耳熟能详的就是“肩周炎”。肩周炎全称为“肩关节周围炎”，是因肩部广泛粘连，以肩部广泛疼痛和功能广泛受限为特点的疾病。肩周炎因好发于50岁左右的人，故又称“五十肩”；因患病以后肩关节不能运动，好像被冻结或凝固，故又称“冻结肩”、“肩凝症”；因患者常感觉有冷气进入肩部，故又称“漏肩风”。此病女性较男性多发，发病部位左侧多于右侧。肩周炎有一定的自愈性，一般需要1～2年，症状主要为肩部广泛疼痛和运动广泛受限，患者常感觉梳头、穿衣、系腰带、叉腰困难。针对上述症状，我们可以根据疼痛的部位选用以下穴位进行缓解：如果肩部靠近脊柱的部位疼痛，可以选择天宗穴；肩部靠近腋窝的部位疼痛，可以选择肩贞穴；肩上部疼痛，可以选择肩井穴；肩外侧疼痛，可以选择肩髃穴。

◎天宗穴（图4－5）：位于肩胛骨肩胛冈

下窝中央的凹陷处。以左肩疼痛为例，在取穴时，右手搭上左肩（手掌完全绕过肩部），右手掌贴在左肩胛 1/2 处。手指自然垂直，中指指尖所碰触之处就是天宗穴（图4-6）。

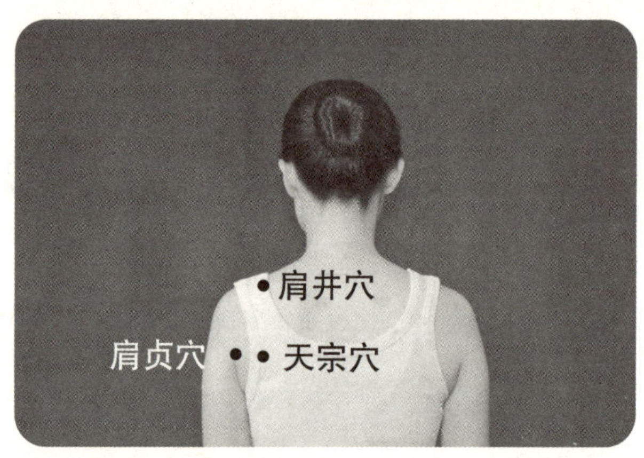

图 4-5　天宗穴、肩贞穴及肩井穴

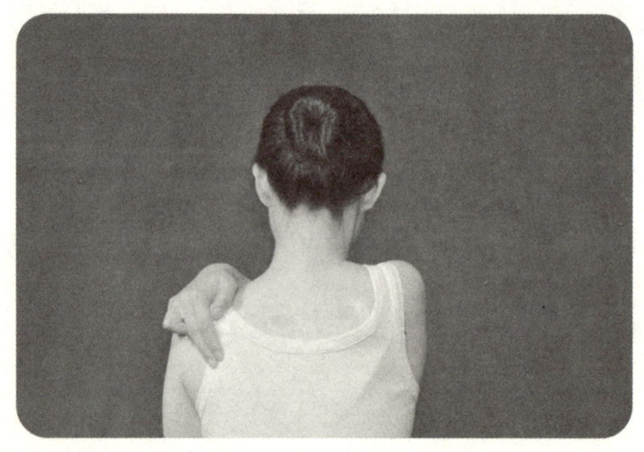

图 4-6　按揉天宗穴

◎肩贞穴（图 4－5）：正坐，上肢自然下垂时，在腋后纹头直上 1 横指（拇指）处。取穴时，可将健侧手从患侧腋下穿过（图 4－7）。

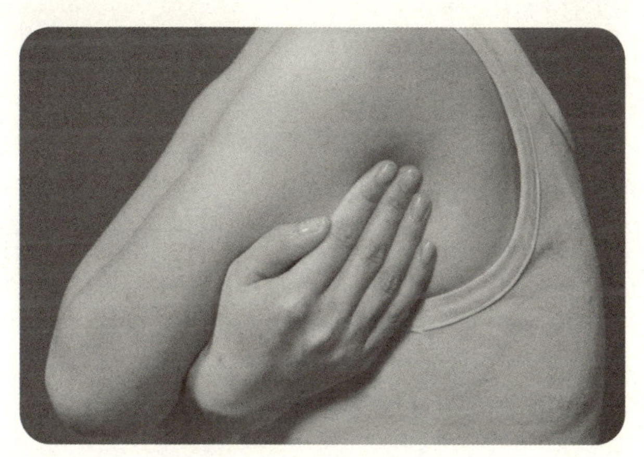

图 4－7　按揉肩贞穴

◎肩井穴（图 4－5）：位于肩上，向前直对乳中，在大椎与肩峰端连线的中点上。取穴时，手指并拢，食指靠在颈部，小指末节放在锁骨外端最高点，中指尖下即是肩井穴（图 4－8）。

◎肩髃穴（图 4－9）：位于肩部，三角肌

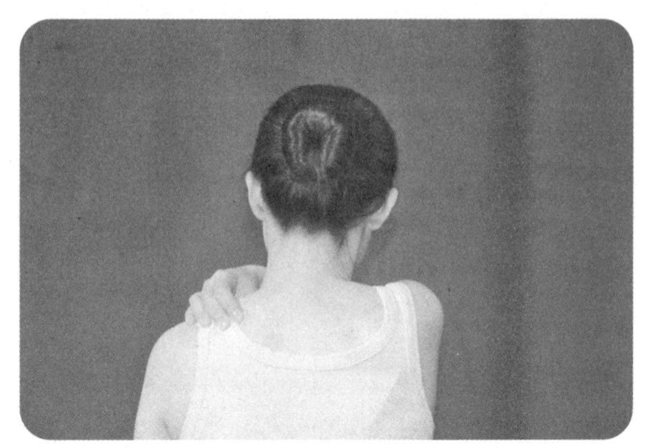
图 4－8　按揉肩井穴

上，臂外展或向前平伸时，在肩峰前下方凹陷处。取穴时，将上臂外展或向前平举，肩关节部即可呈现出两个凹窝，前面一个凹窝

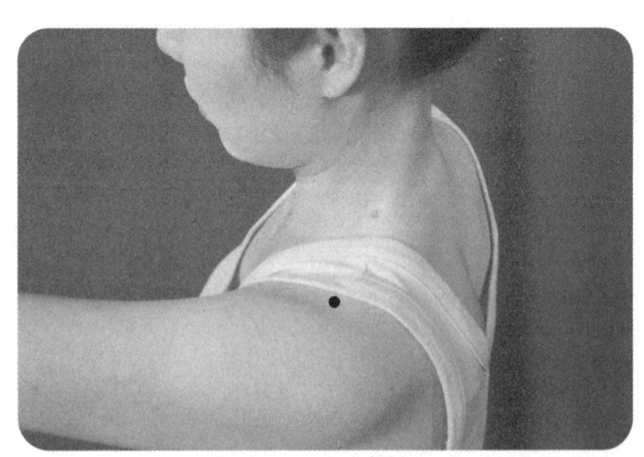
图 4－9　肩髃穴

中即为肩髃穴（图 4－10、图 4－11）。

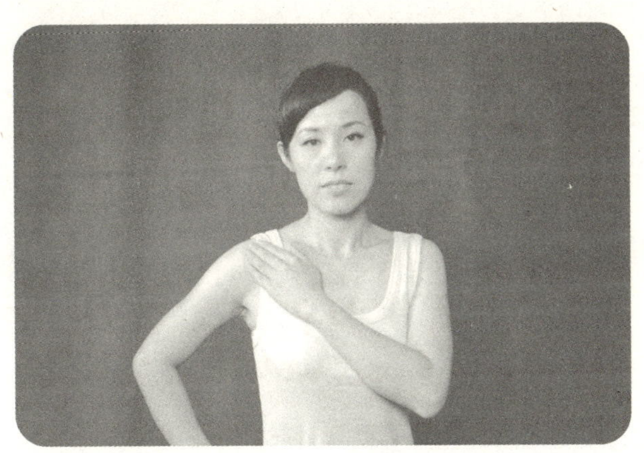

图 4－10　按揉肩髃穴①

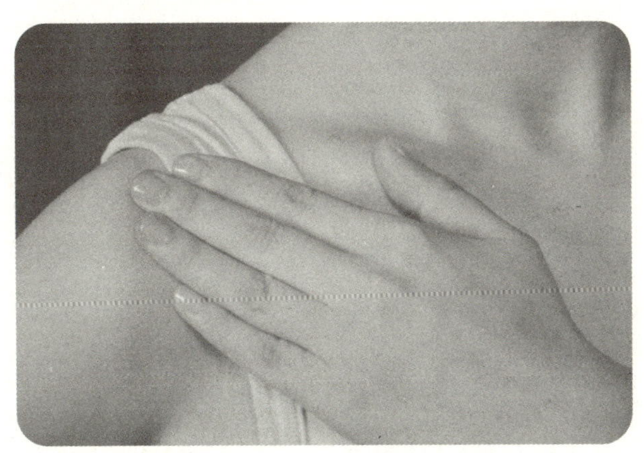

图 4－11　按揉肩髃穴②

肩周炎除了及时治疗外，积极的功能锻炼也是必不可少的，正所谓“三分治，七分练”。简单的几个动作，加上持之以恒的练习，能起到事半功倍的效果。

1. 摇肩

两下肢左右开立，双上肢肘、腕关节弯曲，使四指置于肩关节处，以肩关节为轴环旋摇动上肢（图 4－12、图 4－13）。

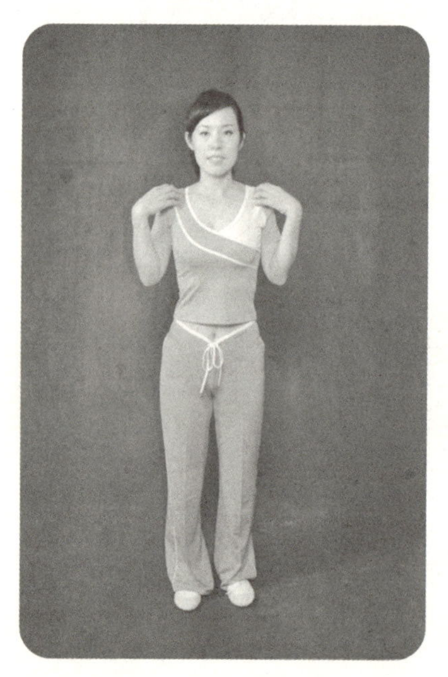

图 4－12　摇肩①

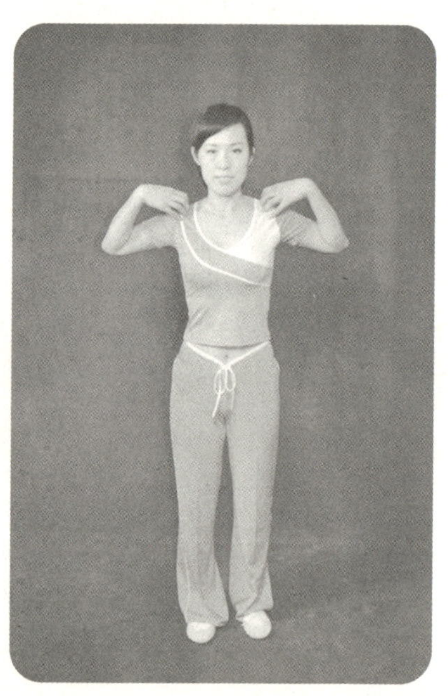

图 4－13　摇肩②

2. 摸高

面对墙壁，患肢沿墙壁缓慢向上举起（练习前屈和上举），使患肢尽量触摸高处，然后缓慢向下放回原处，如此反复数次。也可侧对墙壁，进行摸高练习（练习外展）（图4-14、图4-15）。

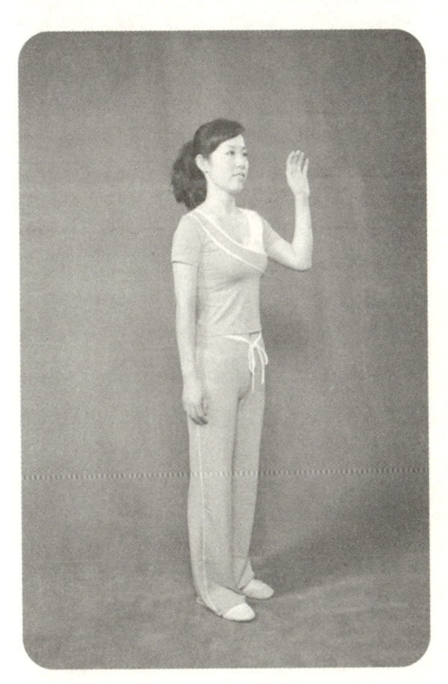

图4-14　摸高①

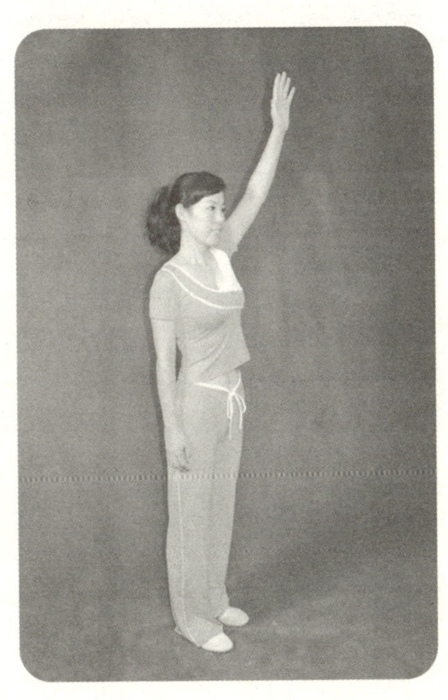

图4-15　摸高②

3. 体后拉手

两手置于身后，以健侧手拉患侧手，使其逐渐向健侧移动并向上提以锻炼其内收内旋功能（图 4－16、图 4－17）。

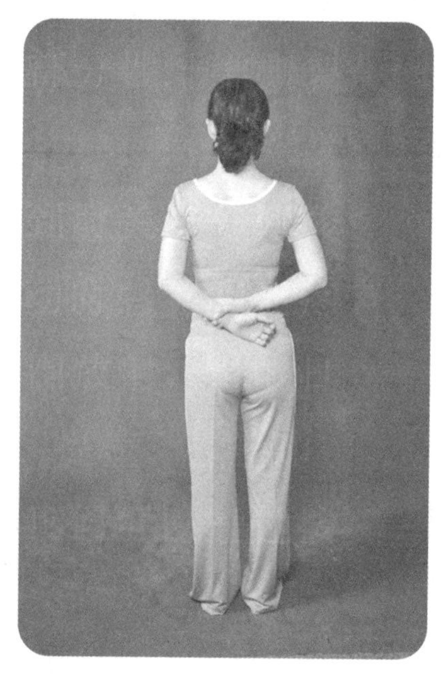
图 4－16　体后拉手①

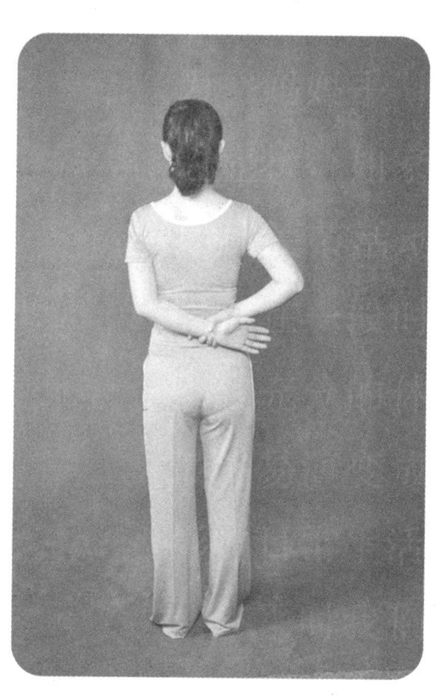
图 4－17　体后拉手②

三、肘

这里给大家介绍一个熟悉而又陌生的疾病——“网球肘”。该病好发于网球运动员中，他们因反拍击球易患此病，因而得名，它的医学名称为“肱骨外上髁炎”。在我们日常生活中，家庭主妇、砖瓦工、木工等长期反复用力做肘部活动者，也易患此病。“网球肘”多由于长期的劳损，使附着在肘关节部位的一些肌腱和软组织发生部分性纤维撕裂或损伤，引起炎症。

发病初期，患者只是感到肘关节外侧酸困和轻微疼痛，尤其是在活动时感觉明显疼痛，后期疼痛可向肘关节周围放射，影响日常活动，如手不能用力握物、提壶、拧毛巾、织毛衣等。对于上述症状，我们可以通过按摩曲池穴和肘髎穴来缓解。

◎曲池穴（图 4－18）：在屈肘成直角时，肘横纹外侧端与肱骨外上髁连线中点。完全屈肘时，在肘横纹外侧端处。

◎肘髎穴（图 4－18）：在臂外侧，屈肘，曲池上方 1 寸，在肱骨边缘处。

以上两个穴位相配合，具有舒筋通络、活血止痛的功效，可以有效缓解肘关节处的疼痛（图 4－19、图 4－20）。

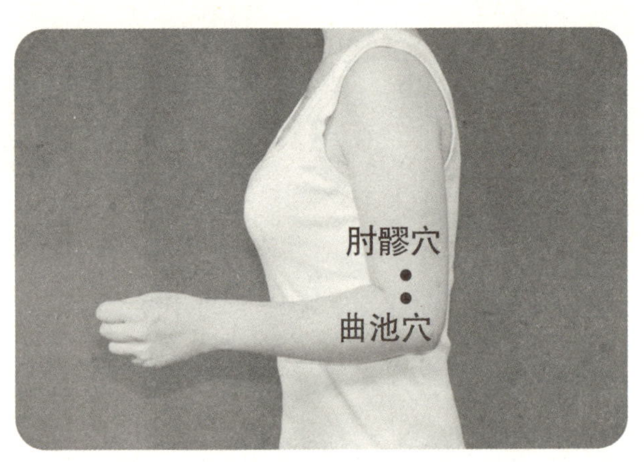

图 4－18　曲池穴及肘髎穴

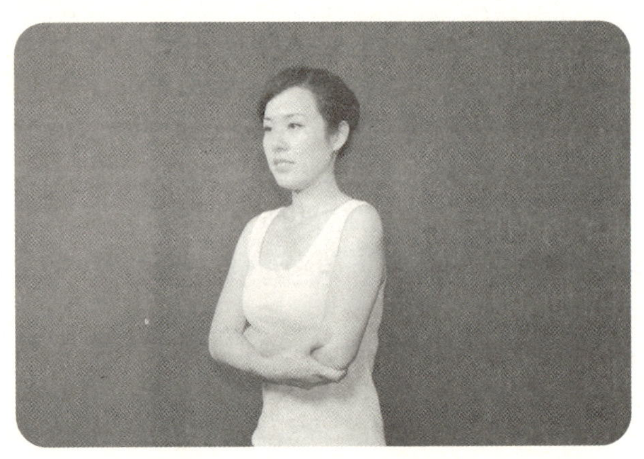

图 4－19　按揉曲池穴

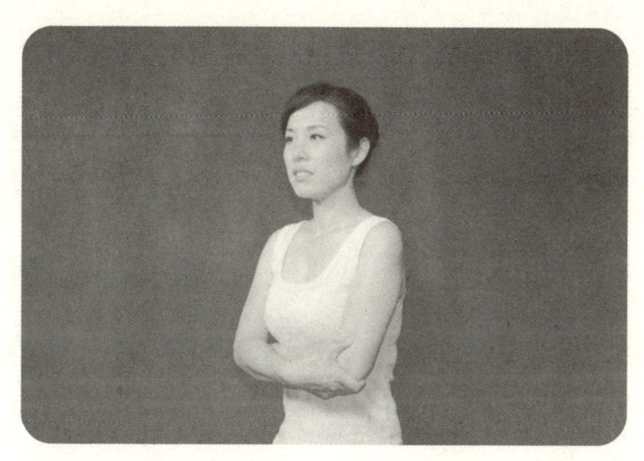

图 4－20　按揉肘髎穴

四、腕

随着现代化办公的普及，越来越多的人开始使用电脑，医学领域也随之而来出现了一个新的症状——“鼠标手”，它的医学名称叫作“腱鞘炎”。腱鞘炎的主要症状是腕关节处拇指一侧的骨突（桡骨茎突）及拇指周围的疼痛，拇指活动受限，尤其将拇指紧握在其他四指内，并向手掌的小指侧做侧偏活动时，因桡骨茎突处出现剧烈疼痛而活动受阻。如果按压桡骨茎突处，会出现压痛及摩擦感，有时在桡骨茎突有轻微隆起豌豆大小的结节。在急性发作期，桡骨茎突处可出现肿胀。

这样的症状以往多出现在中老年妇女中，因为她们经过长期繁重的居家劳作，导致腕关节过分劳损而出现症状，因此也有人称之为“妈妈手”；但现在越来越多的人出现这样的症状，如家庭主妇或办公室白领等长期重复腕关节活动的人群。通常情况下，劳损的肌腱在一段时间内可以自行恢复，但如果得不到充分的休息和放松，长期积累下的创伤最终易演变成肌腱的炎症，从而产生疼痛并影响日常生活。

平时我们可以通过按摩阳溪穴来缓解腕关节的劳损，预防腱鞘炎的发生；也可以在腱鞘炎发作的慢性期，用以减轻腕关节疼痛。

◎阳溪穴（图 4－21）：阳溪穴位于人体的腕背横纹桡侧，手拇指向上翘时，在拇短伸肌腱与拇长伸肌腱之间的凹陷中。

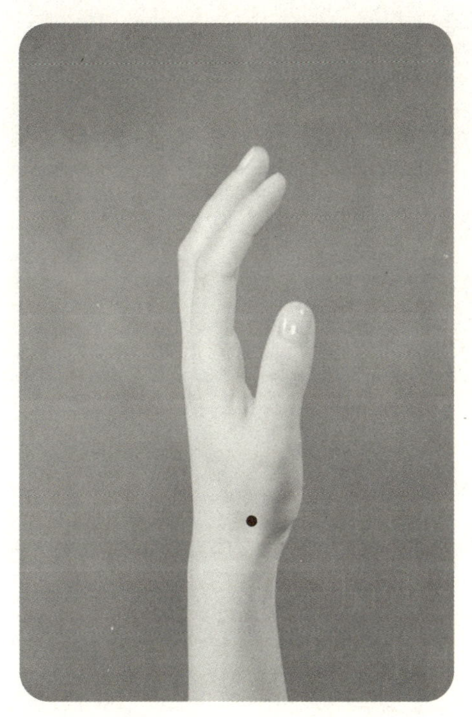

图 4－21　阳溪穴

取穴时，拇指上翘，在腕关节处会形成一个窝，医学上称为“鼻烟窝”，在窝的凹陷中即是阳溪穴。点按阳溪穴具有通利关节的功效，可以缓解腕关节的麻木、疼痛、活动不利等症状（图 4－22）。

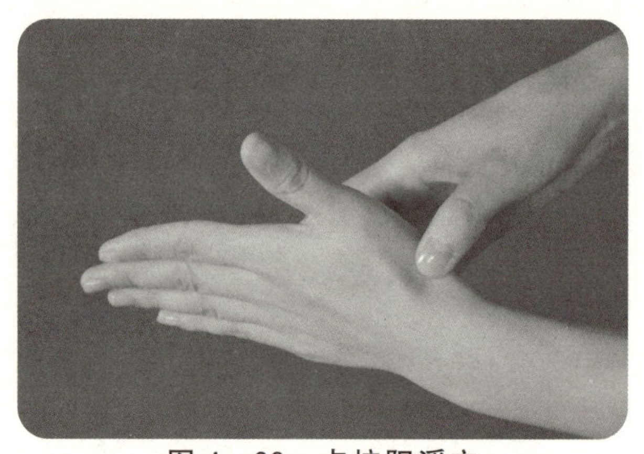

图 4－22 点按阳溪穴

五、腰

腰背酸痛作为一种常见的亚健康状态，严重影响着人们的生活质量。造成腰痛的原因有很多，例如肾脏疾病、风湿病、腰部软组织损伤、脊椎及脊髓疾病等，其中腰部软组织损伤是引起腰痛最常见的原因。

腰部软组织损伤主要包括急性的腰肌扭伤和慢性的腰肌劳损两种。腰部位于人体躯干的中间部位，起着“承上启下”的作用，既维持躯体上下部的稳定，又联系躯体上下部的运动，故有“腰脊者，身之大关节也”

的说法。

腰部承载着躯体一定的重量，在体力劳动或剧烈运动时，由于姿势不当或用力不均，常可造成腰部软组织急性损伤。而慢性腰肌劳损往往是由于长期维持某种不正确或者不平衡的体位，急性损伤后未做及时治疗或治疗不彻底，或多次反复扭伤等引起的慢性损伤。由慢性腰肌劳损所引起的腰痛在腰痛中占有相当大的比重。

对于急慢性损伤引起的腰痛，在发作时按摩一下委中穴可以起到明显的缓解作用。委中穴属足太阳膀胱经，是治疗腰部疼痛的要穴。

◎委中穴（图 4－23）：位于人体的腘横纹中点，在股二头肌腱与半腱肌肌腱的中间。一般取穴时，取腘横纹中点即是该穴。点按委中穴具有舒筋通络、活血散瘀的功效。

按摩时，先用两手拇指端按压两侧委中

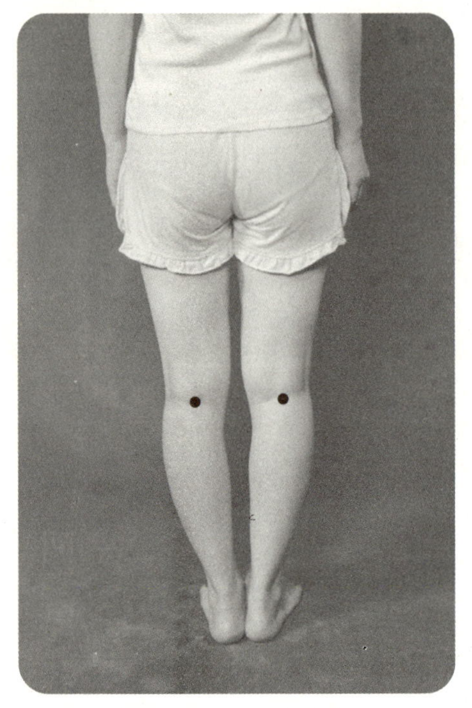

图 4－23　委中穴

穴，力度以稍感酸痛为宜，反复操作 10～20 次。亦可坐于床缘，以双手食、中二指勾点委中穴；其次可两手握空拳，用拳背有节奏地叩击该穴，反复叩击 10～20 次；最后双手互相摩擦至感觉温热，用两手掌面来回摩擦本穴，连做 20 次（图 4－24）。

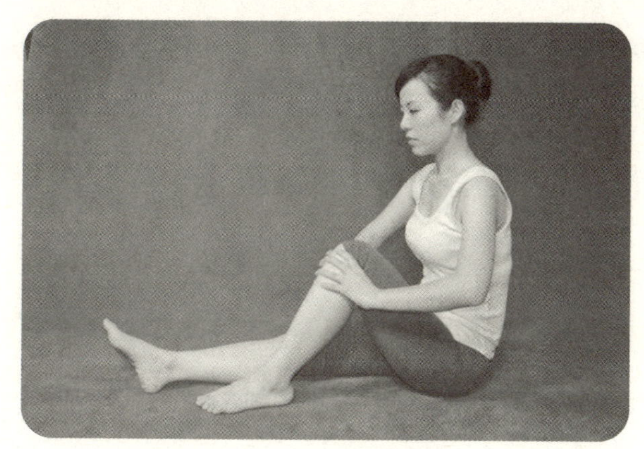

图 4－24　点按委中穴

六、膝

膝关节酸痛常见于膝关节骨性关节炎、半月板损伤、膝关节韧带损伤、髌骨软化、胫骨结节骨骺炎。引起膝关节酸痛最常见的疾病为膝关节骨性关节炎。

常见的主要症状为：①始动痛：即膝关节处于某一位置较长时间后，开始运动时疼痛，活动片刻后疼痛缓解，活动过久再次出现疼痛；②负重痛：膝关节在负重时疼痛，如上下楼、上下坡时出现疼痛；③主动活动痛；主动活动时因肌肉收缩较被动活动（检查）时疼痛；④休息痛：膝关节在某一位置长时间不动时出现疼痛，所以患者常有长时间坐、卧时疼痛加重的感觉；⑤与天气变化有关。

针对上述症状，可以通过环揉膝关节周围的穴位来缓解，先从内、外膝眼开始依次按摩梁丘穴、鹤顶穴，每次按摩5～10分钟，以膝关节感觉温热为度。

◎内、外膝眼（图4－25）：位于膝盖骨的下方有2个凹陷，靠外侧为外膝眼，靠内侧的则为内膝眼。

操作时，可用双手拇指或单手拇、食二指端同时按揉内、外膝眼穴，称按揉膝眼。亦可用双手大拇指甲同时掐内、外膝眼，称掐膝眼。还可在指压膝眼穴后，双腿并拢，双手放在膝盖骨前方做回转运动，可有效改善膝部肿胀和疼痛（图4－26）。

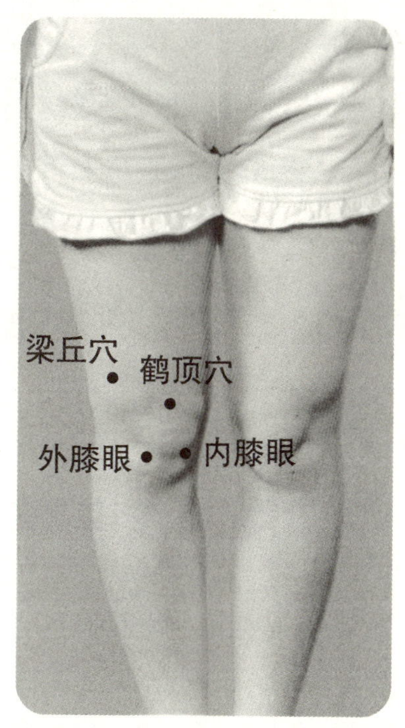

图 4－25　内、外膝眼及梁丘穴、鹤顶穴

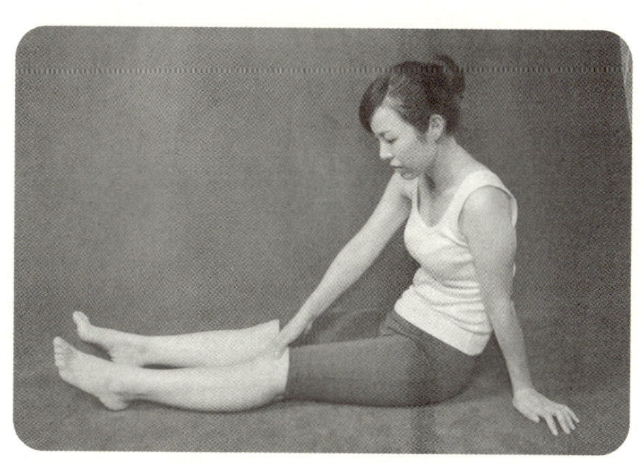

图 4－26　按揉膝眼

◎梁丘穴（图 4－25）：位于髌骨外上缘上 2 寸，股外侧肌与股直肌肌腱之间。取穴时，在膝盖骨上侧，髂前上棘与髌底外侧端连线上，髌骨外上缘上 2 寸即是该穴（图 4－27）。

◎鹤顶穴（图 4－25）：原名膝顶。位于膝上部，髌骨上缘中点上方凹陷处（图 4－28）。

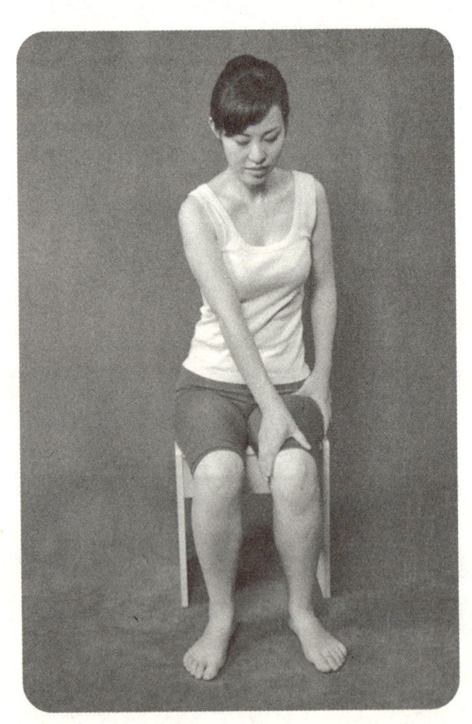

图 4－27　按揉梁丘穴

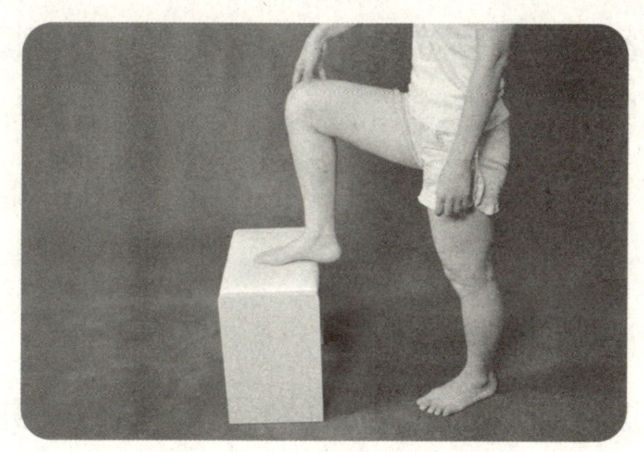

图 4－28　按揉鹤顶穴

七、踝

踝关节扭伤，就是我们俗称的“崴脚”，医学全称应为“踝关节软组织损伤”，扭伤使踝关节周围的肌肉、韧带甚至关节囊被拉扯撕裂，疼痛多位于外侧，程度依损伤轻重而不同；损伤后踝关节向各方向运动时均可有疼痛，行走困难，甚至可出现不同程度的肿胀和瘀斑。踝关节扭伤多与运动或行走时足部落地时的姿势有关。当做跑跳等动作，人体离开地面在腾空阶段时，足就处于内翻位，如果落地时身体重心不稳，则会向一侧倾斜，或行走在高低不平的地面上，但缺乏自我保护的应变能力，就会以足的前外侧着地，使足内翻，从而导致损伤。

虽然通过按摩可以缓解扭伤时的疼痛，但需要注意的是，在损伤后不应立即进行按摩，应立刻给予冷敷，抬高患肢，固定休息。对踝关节扭伤严重者，应到医院拍 X 片检查，以排除骨折和脱位，如发现骨折应立即请医生处理。一般的按摩操作方法是：依次按摩踝关节周围的丘墟穴、昆仑穴、解溪穴，可先每个穴位点按 1～3 分钟，以局部酸胀为度，再轻揉这 3 个穴位，以局部感觉温热为度。

◎丘墟穴（图 4－29）：位于外踝的前下方，在趾长伸肌腱的外侧凹陷处。一般可认为外踝前下缘凹陷处即是本穴（图 4－30）。

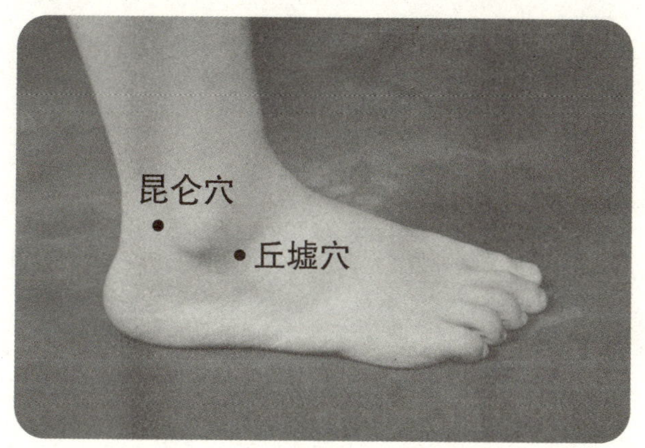

图 4－29　丘墟穴及昆仑穴

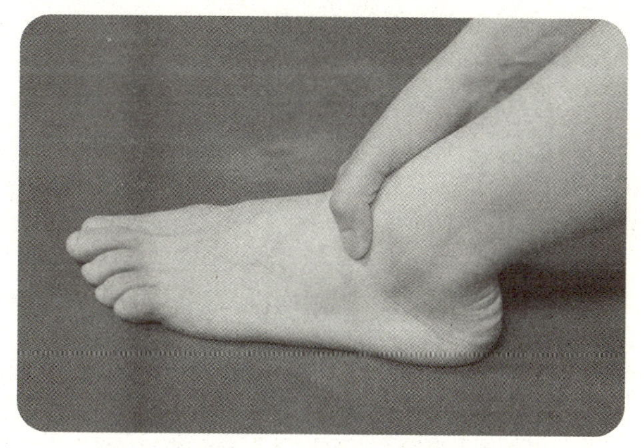

图 4－30　点按丘墟穴

◎昆仑穴（图 4－29）：位于外踝后方，在外踝尖与跟腱之间的凹陷处（图 4－31）。

◎解溪穴（图 4－32）：取穴时，正坐平

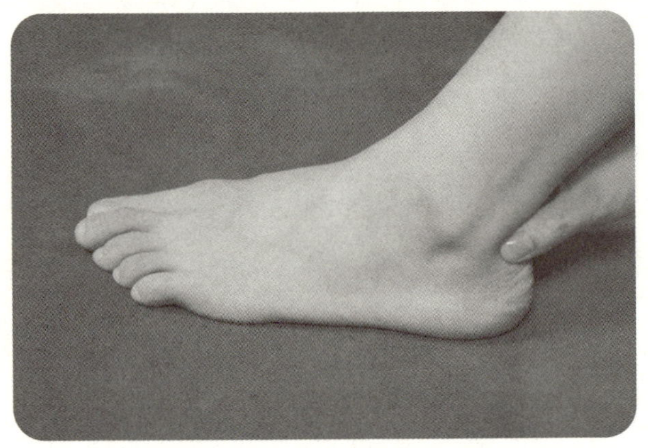

图 4－31　点按昆仑穴

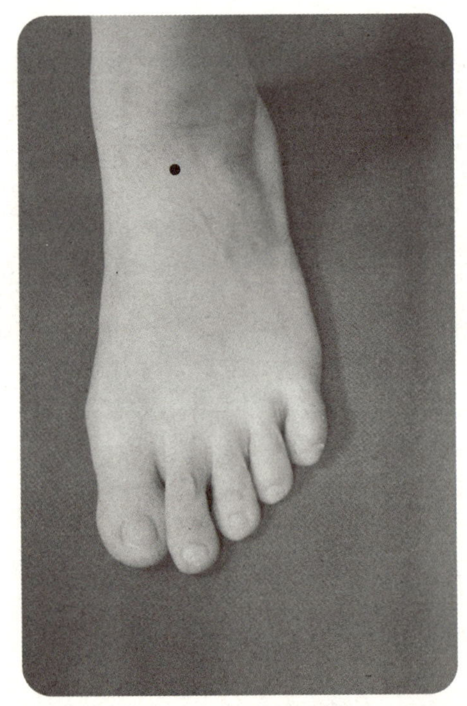

图 4－32　解溪穴

放足或仰卧伸平腿，寻找足背与小腿交界处的横纹，其中央凹陷处即是本穴（图 4－33）。

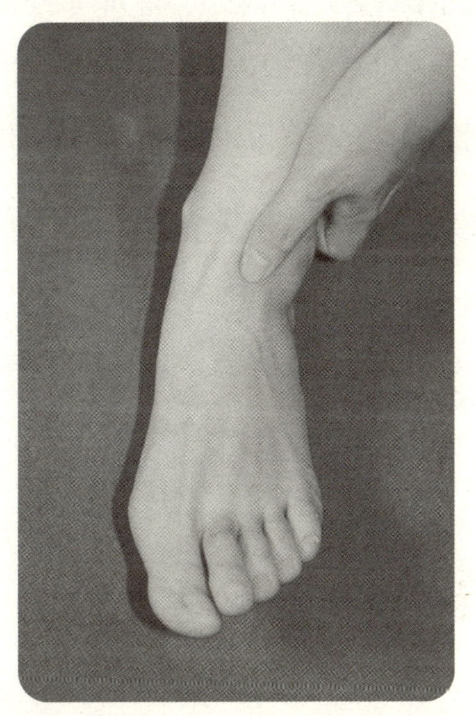

图 4－33　点按解溪穴

对于踝关节扭伤，还应注意以下几点：①局部出现大块青紫斑者，不宜立刻施用手法和热敷，应先行冷敷，在 24 小时后才能进行手法治疗；②治疗手法宜轻柔，可以配合局部热敷，或活血通络之中药外洗；③患部适当固定，防止足部保持背曲内翻姿势；④注意局部保暖，休息时踝部放置要高于臀部，以利于肿胀消退；⑤扭伤踝关节后，不要过早下地及负重，避免妨碍其功能的恢复，一般要待 7～10 天扭伤基本好转后才可逐渐开始步行。

第五章　脏腑气血养护

一、肝

肝是人体的重要脏器之一，有着司理全身气血运行，控制胆汁分泌与排泄，调节情绪变动的生理功能。而肝生理功能的正常发挥则依赖于“肝气”的充沛和条畅，“肝气”是指肝的脏腑之气，是肝进行各项生理活动的物质基础和动力。因此，我们在对肝进行日常养护时，一个首要的原则就是要调养“肝气”，既要保证其充沛，不可太过或不足；还要使其疏通畅达，通而不滞，散而不郁。此时，太冲穴可以很好地达到这一效果。

◎太冲穴（图 5－1）：位于足背部，在第 1、2 跖骨间，跖骨基底结合部前方凹陷处。取穴时，可沿第 1、2 足趾趾缝向足背处推

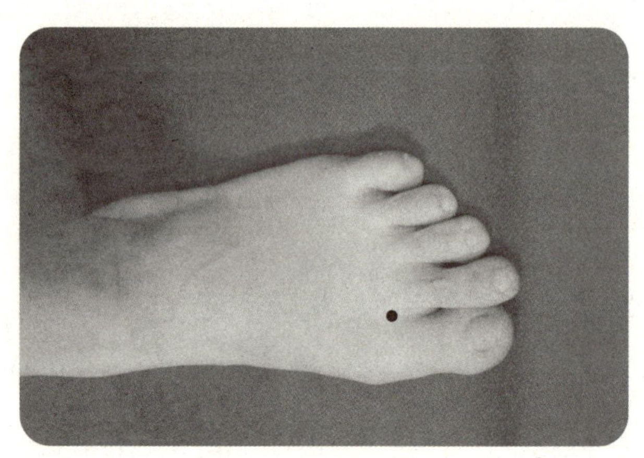

图 5－1　太冲穴

捋，当推至足背触及到骨之前的凹陷，即是本穴。太冲穴是肝的原穴，为肝气发源之处；同时还是肝的输穴，是肝的气血流注之处，按摩太冲穴具有平肝息风、健脾除湿的功效，可以缓解许多肝脏疾病的症状，以及气力减退和腰痛等症状（图5－2）。

当肝脏的生理功能出现异常的时候，会出现精神抑郁、性情急躁、胸闷不适、胸胁胀满等症状。除了上面按揉太冲穴的方法外，还可以采用推擦期门穴的方法。

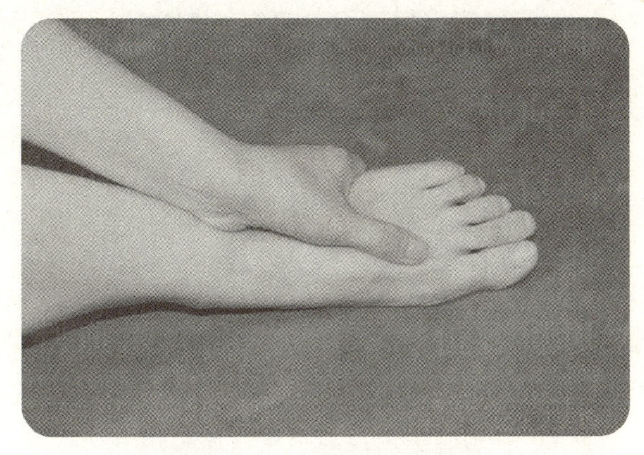

图 5－2　按揉太冲穴

◎期门穴（图 5－3）：位于胸部，第 6 肋间隙，距离人体前正中线旁开 4 寸。取穴时，在人体胸部乳头直下两肋间隙，即是本穴。期门穴是肝的募穴，为肝气结聚之处，按摩本穴具有疏肝理气、理气活血的功效（图 5－4）。

肝脏对女性尤为重要，中医常有“女子以肝为先天”之说。意思是指肝具有贮藏血液、调节血量的功能，对女性的影响尤为显著，女性经、带、胎、产都是以肝为枢纽的。

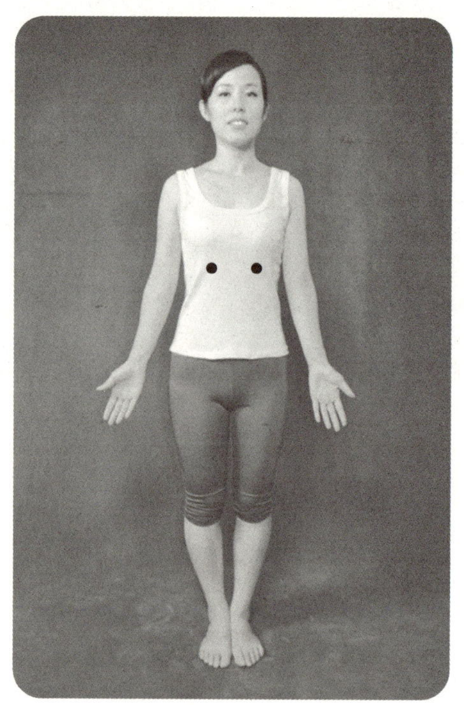

图 5－3　期门穴

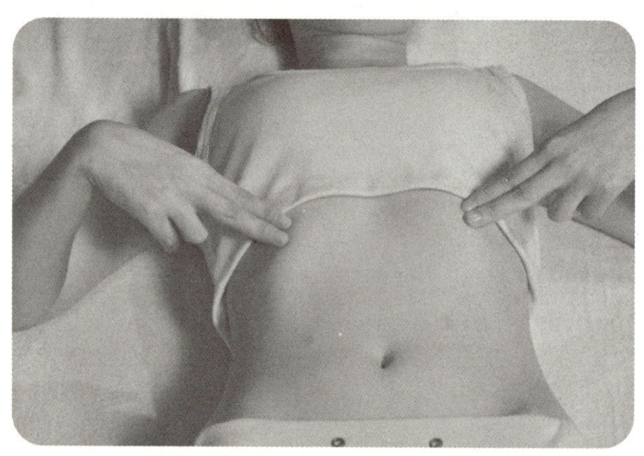

图 5－4　按揉期门穴

女性月经、妊娠都是以血为用，而肝藏血，“冲脉为血海”，肝血充盈，冲脉盛满；肝气条达，任脉通利，则胞宫得养，经事正常，胎孕有期。

对于女性来说，还可以通过按摩三阴交穴调节肝的生理功能，从而调整女性的经、带、胎、产等各项生理机能。

◎三阴交穴（图 5－5）：位于小腿内侧，内踝尖上 3 寸，胫骨内侧缘后际。取穴时，以小指的尺侧缘贴住内踝尖直上约 4 指幅宽的距离，按压有一骨头为胫骨，在胫骨内侧后缘骨边凹陷处即是本穴。按摩三阴交穴具有调养肝肾的功效。本穴为妇科要穴，对妇科症状均有一定疗效。同时，本穴还是足太阴脾经、足少阴肾经、足厥阴肝经交会之处，因此应用广泛，除可健脾益血、调肝补肾之外，还有安神之效，可帮助睡眠（图 5－6）。

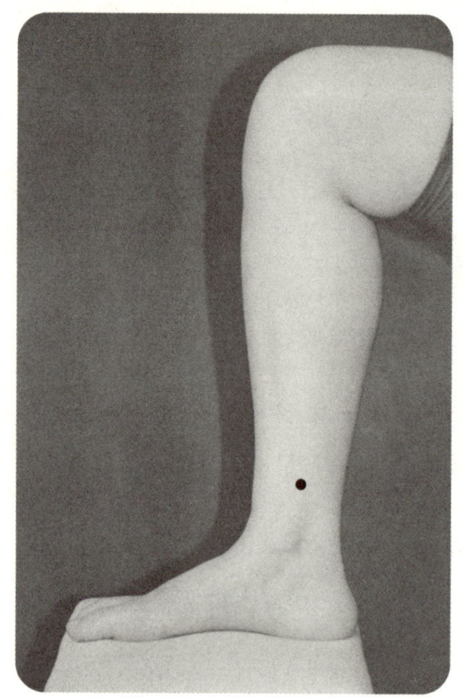

图 5－5　三阴交穴

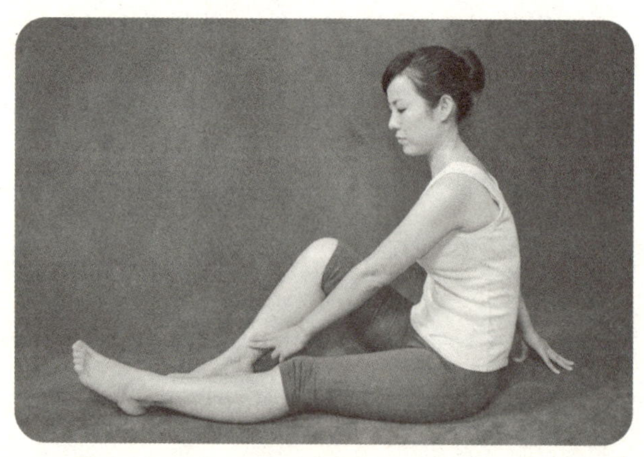

图 5－6　按揉三阴交穴

二、心

中医认为人体是一个以五脏为中心的整体，而心则是五脏中的主宰，因此，心是脏腑中最重要的器官，主宰各脏腑进行协调活动。也就是说，各脏腑在心的领导下互相联系，分工合作，构成一个有机的整体。心的主要生理功能是：推动血液在脉管中运行，营养全身；主宰人的一切生理活动和精神意识思维活动。心功能正常时，则神志清晰，思维敏捷，精神充沛；若心功能异常，可出现心神改变，如心悸不安、失眠多梦、健忘痴呆、狂妄躁动、喜怒无常，甚至昏迷不醒等症状。

◎神门穴（图5－7）：位于腕部，腕掌侧横纹尺侧端，尺侧腕屈肌腱的桡侧凹陷处。

取穴时，在手腕的掌侧，一般有三条横纹，其中靠近手指的一条横纹的尺侧（小指侧）端有一条肌腱，在肌腱的内侧凹陷处即

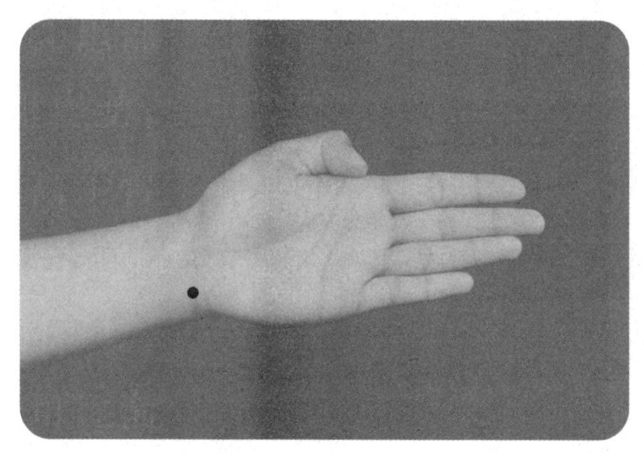

图 5－7　神门穴

是本穴。神门穴既是心的气血发源之地，又是心的气血流注之地，按摩本穴具有扶正祛邪、宁心安神的功效。所谓神门，神，为心神；门，即门户。神门穴为心神的门户，主治心脏疾病，同时对于神经衰弱亦有一定的疗效（图5－8）。

◎巨阙穴（图 5－9）：位于上腹部，前正中线上，脐中上 6 寸。取穴时，在前正中线上，先以一手的小指边缘贴于肚脐中央的水平线上，以此线向上两个手掌宽度（四指宽）

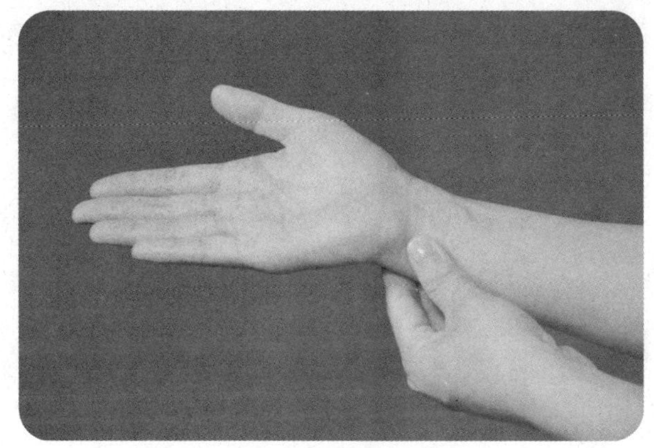

图 5－8　按揉神门穴

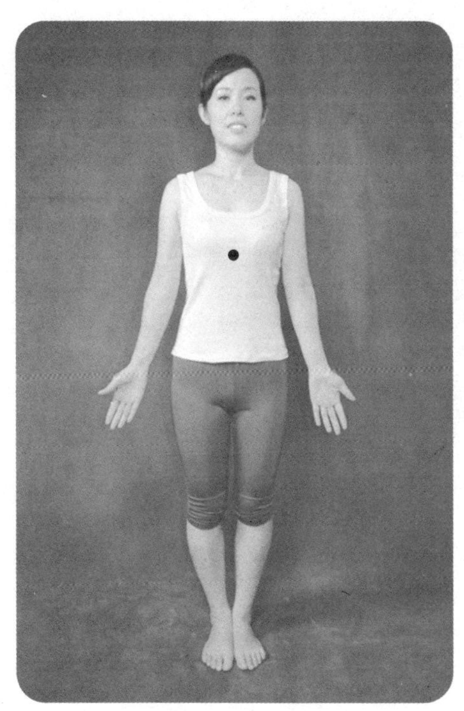

图 5－9　巨阙穴

的位置即为本穴，或者以左右肋骨在胸部交叉处向下约2横指（拇指）的距离即为巨阙穴。巨阙穴是心气汇聚之处，按摩本穴具有宁心安神、宽胸止痛的功效。经常按揉此穴位，可以缓解心慌、心悸等心脏症状。另外，缓缓按压此穴，每次2～3分钟，对于胃肠疾病也很有疗效（图5－10）。

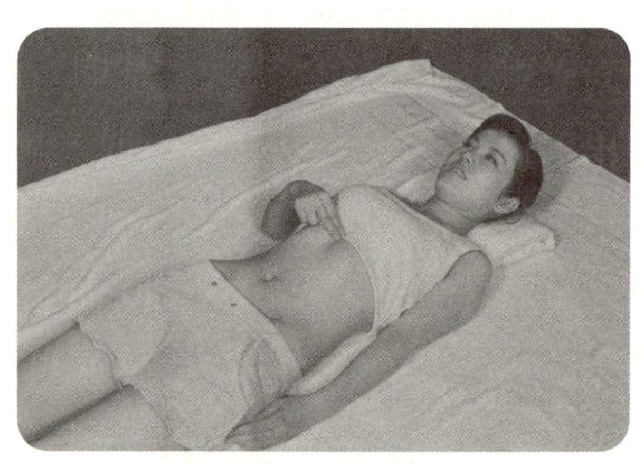

图5－10 按揉巨阙穴

三、脾

脾与胃是人体的主要消化器官，同居腹腔之内，二者共同完成对饮食的消化、吸收并将营养输布至全身，人体出生后的各项生命活动都依赖于脾胃对饮食水谷的消化、吸收和营养输布，因此常称脾胃为“气血生化之源”、“后天之本”。脾的主要生理功能是：消化、吸收、运输营养物质；统摄控制血液的流动，使之正常运行。

当脾的功能失调时，可出现食欲不振、腹胀、大便稀溏、消化不良，以至倦怠、消瘦等气血生化不足的病变；还可出现鼻出血、齿龈出血、尿血、便血、崩漏等多种出血症。

◎足三里穴（图 5－11）：位于小腿前外侧，在犊鼻下 3 寸，距胫骨前缘 1 横指（中指）。取穴时，由外膝眼向下量 4 指幅宽，在腓骨与胫骨之间，由胫骨旁量 1 横指（中指），即是足三里穴。按摩足三里穴有调理脾胃、补中益气、通经活络、疏风化湿、扶正祛邪的功效。足三里穴不但可以缓解一切和胃肠疾病有关的症状，而且还是一个人体的强壮要穴，加以按摩能够增强体质，对于多数疾病的预防和症状的缓解都很有效，中老年人如果常常艾灸足三里穴，效果更佳（图 5 -12）。

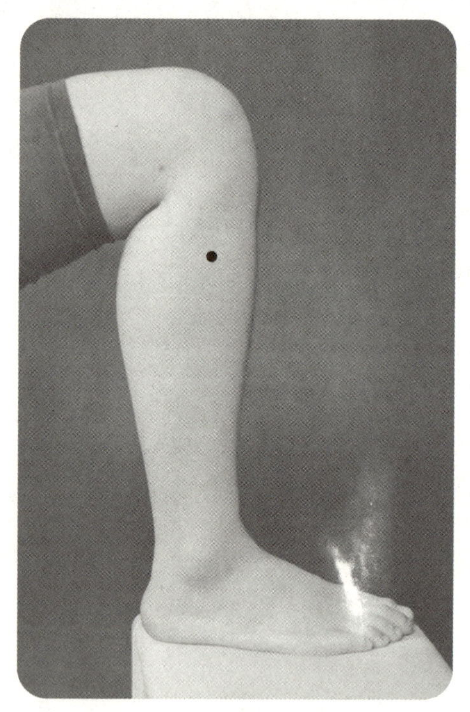

图 5 - 11　足三里穴

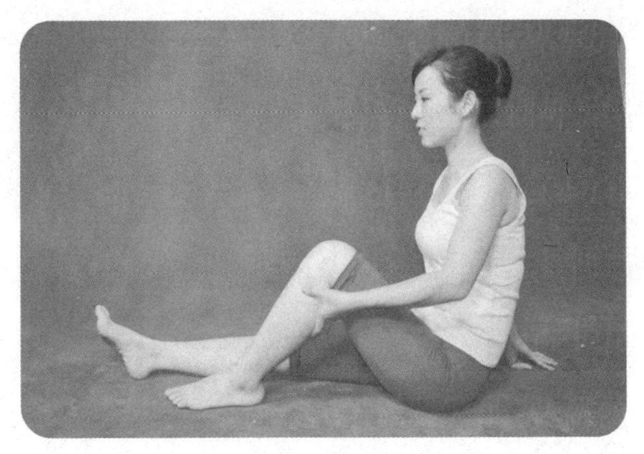

图 5－12　按揉足三里穴

◎中脘穴（图 2－12、图 2－13）：中脘穴定位及按摩方法见本书 16～18 页。

四、肺

肺位于胸腔，由于肺在胸腔所处的位置最高，故称“华盖”，又因肺叶娇嫩，通过口鼻直接与外界相通，易受外邪侵袭，不耐寒热，故又称“娇脏”。其主要功能是主一身之气、司呼吸之能；疏通和调节体内津液的输布、运行和排泄。

肺是人体内外气体交换的主要场所，人

体通过肺从自然界吸入清气，呼出体内的浊气，从而保证人体新陈代谢的正常进行。若肺的功能正常，则人体内气行通畅，气血流通，百脉充盈，呼吸均匀，脉来匀和。若肺受邪而功能异常，可出现咳嗽、气喘、呼吸不利等呼吸系统症状；若肺中的气不足，不仅会引起呼吸功能减退，而且会影响宗气的生成和全身气的运行，因而出现呼吸无力、少气懒言、语音低微、身倦乏力等症状。此时，可以通过按摩具有通调肺气、止咳平喘、清泻肺热功效的云门穴和中府穴来养护肺脏。

◎云门穴（图 5－13）：位于胸部，锁骨下窝凹陷中。取穴时，以手叉腰，锁骨外端下方凹陷处即是本穴。

◎中府穴（图 5－13）：位于胸前壁外上方，前正中线旁开 6 寸，平第 1 肋间隙处。取穴时，在找到云门穴后，在云门穴直下约 1 寸的位置。

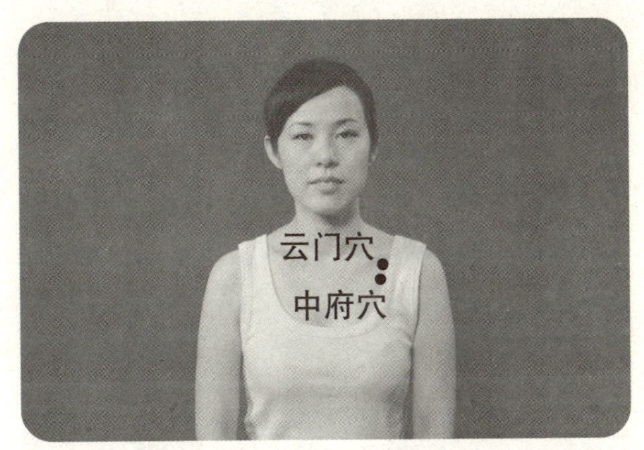

图 5－13　云门穴及中府穴

云门穴为肺气出入的门户，中府穴为肺气汇聚之所，两穴配合，相得益彰，可共奏调理肺脏之效（图 5－14、图 5－15）。

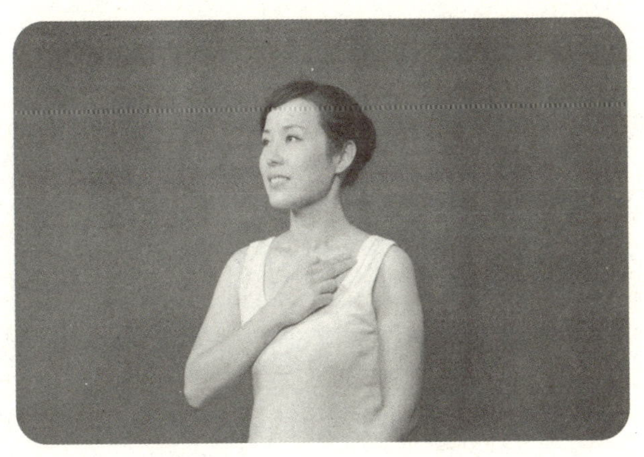

图 5－14　按揉云门穴

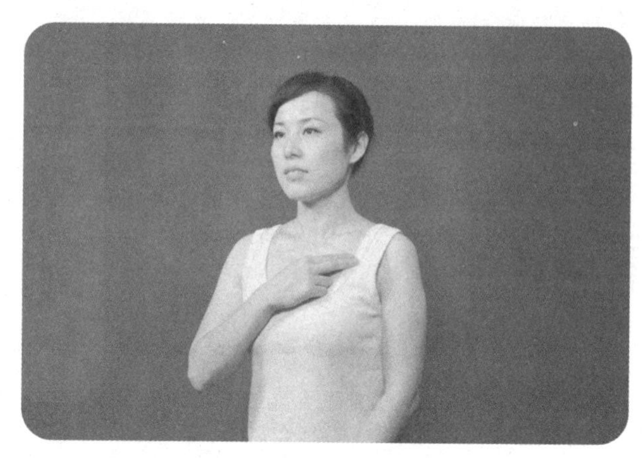

图 5－15　按揉中府穴

五、肾

肾位于腰部，是人体重要的脏器之一，有“先天之本”之称。肾的主要生理功能是藏精，主管人的生殖与生长发育，主持水液代谢。肾中所藏之精是构成人体的基本物质，也是人体各种生理活动的物质基础。当肾中所藏之精充足时，人体的各项生理活动也都归于正常，生长发育良好；当肾中所藏之精不足时，也就是我们常说的“肾虚”。肾虚是指肾脏精气阴阳不足，肾虚的种类有很多，其中最常见的是肾阳虚和肾阴虚。肾阳虚的症状为腰酸、四肢发冷、畏寒等属“寒”的症状；肾阴虚的症状为腰酸、燥热、盗汗、虚汗、头晕、耳鸣等属“热”的症状。当人发生肾虚时，无论阳虚还是阴虚，都会导致人体各方面机能下降；而人体各方面机能的下降又会进一步加重肾虚的症状。因此，肾虚应及早预防，积极治疗。

◎涌泉穴（图 5－16）：位于足底，在屈足卷趾时足心最凹陷处。涌泉穴具有益肾填

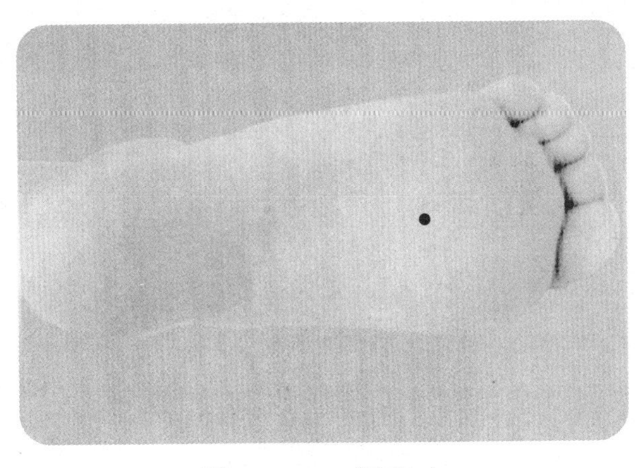

图 5－16　涌泉穴

精的功效，是人体的长寿穴。经常按摩此穴，肾精充足，耳聪目明，发育正常，精力充沛，性功能强盛，腰膝壮实不软，行走有力（图5-17）。

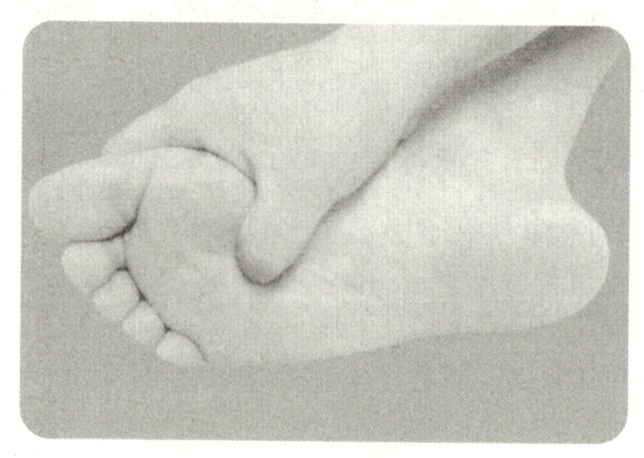

图5-17 按揉涌泉穴

◎关元穴（图5-18）：位于下腹部，前正中线上，在脐中下3寸。取穴时，以手掌贴于下腹部，食指桡侧缘贴于肚脐中央的水平线上，此时在小指边缘，前正中线上的穴位即是关元穴。按摩关元穴具有培补元气、益肾填精的功效。在关元穴用按揉法或震颤法，可以起到培本固元的疗效。震颤法是双手交叉重叠置于关元穴上，稍加压力，然后交叉之手快速地、小幅度地上下振动。按揉关元穴时只要局部出现酸胀感即可（图 5－19）。

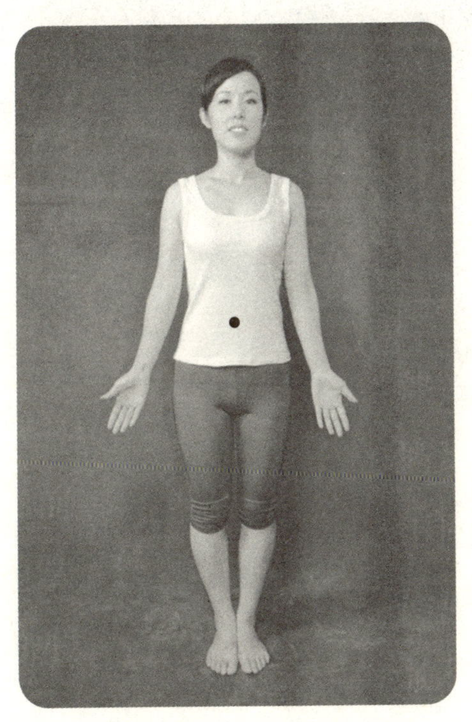

图 5－18　关元穴

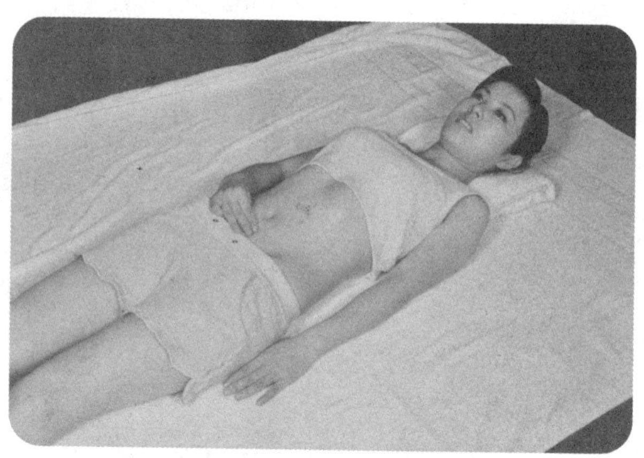

图 5－19　按揉关元穴

穴位索引